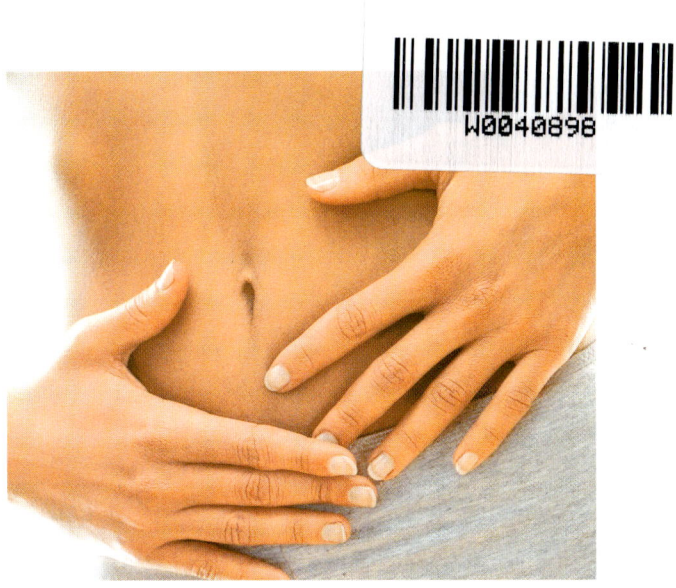

THILO SCHLEIP
DR. MED. GABI HOFFBAUER

Reizdarm

Was wirklich dahinter steckt

➤ Bauchschmerzen, Durchfall, Verstopfung
➤ Überblick: Verträgliche und belastende Lebensmittel
➤ EXTRA: Spezielle Rezepte für neues Wohlbefinden

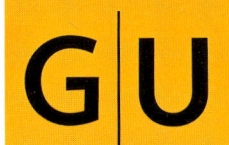

Inhalt

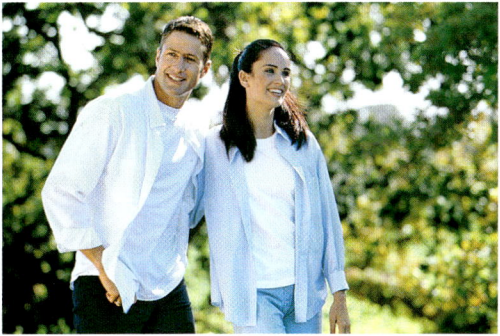

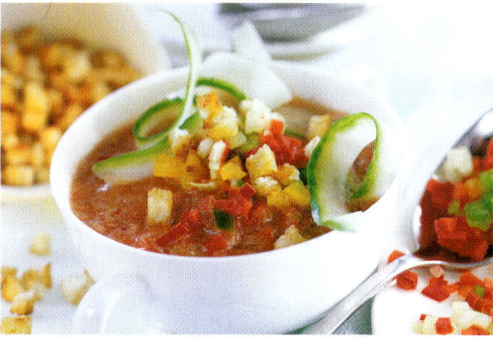

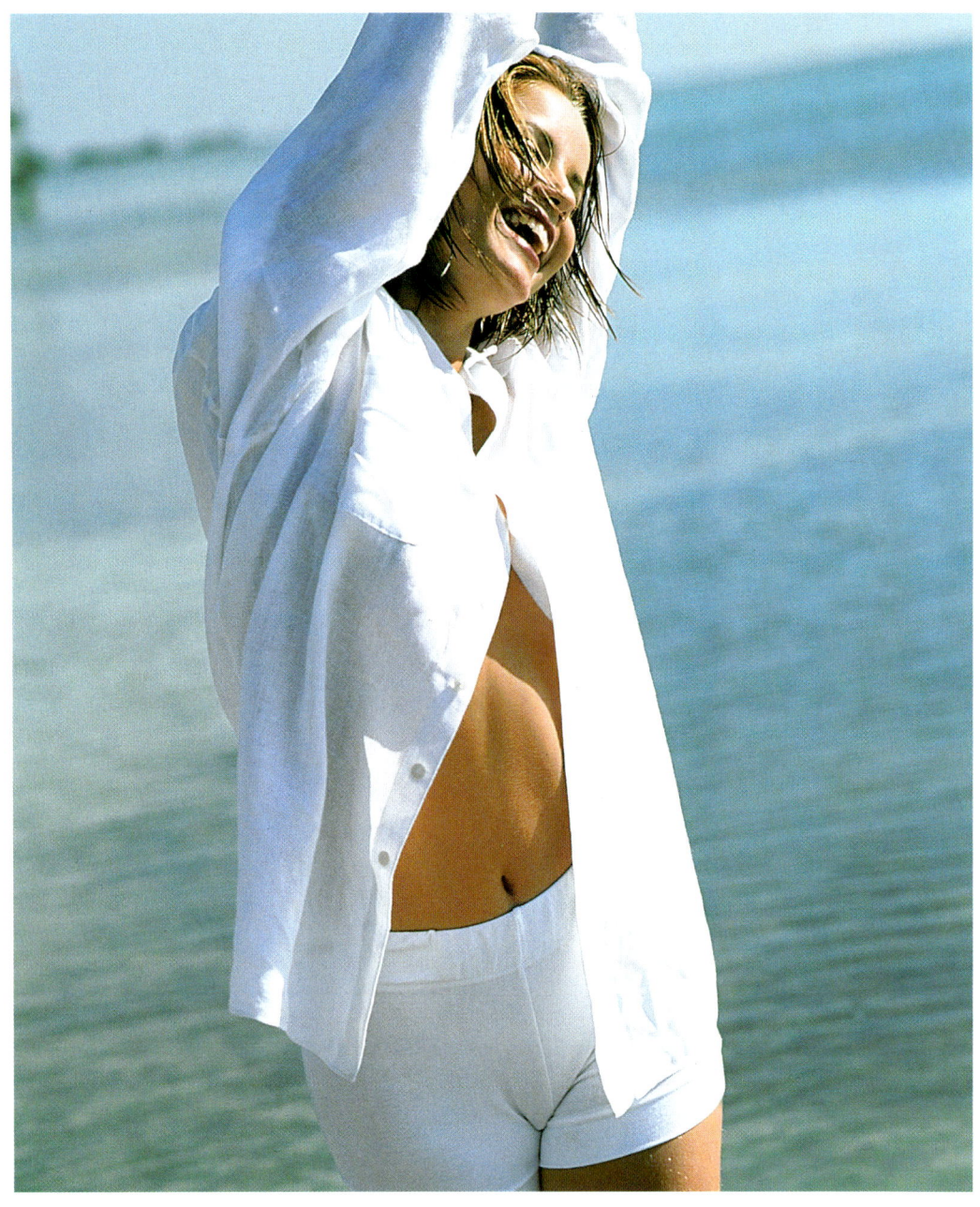

Ein Wort zuvor

Wenn Sie gerade von Ihrem Arzt erfahren haben, dass Sie unter funktionellen Störungen des Magen-Darm-Traktes leiden, dann wird Sie das zunächst vielleicht verwirren. Funktionelle Störungen, das bedeutet, dass Ihre Verdauungsorgane nicht im eigentlichen Sinne krank sind, dass aber ihre Funktion so verändert ist, dass sie Ihnen Beschwerden verursachen kann.

Auch wenn Sie es anfangs nicht glauben können, dass hinter den oft sehr unangenehmen und die Lebensqualität beeinträchtigenden Beschwerden keine ernste Krankheit steckt, so ist dies doch auf den zweiten Blick eine gute Nachricht: Ein Reizdarmsyndrom ist letztlich harmlos, es verkürzt weder die Lebenserwartung, noch geht es je in eine schwere Krankheit über. Gleichwohl ist es für den Betroffenen eine Beeinträchtigung der Lebensqualität und kann sehr qualvoll sein. Dennoch bedeutet diese funktionelle Störung nicht, dass man sie nicht ernst nehmen soll. Und sie bedeutet keineswegs, dass man nichts dagegen tun könnte.

Zwar kennt man die genaue Ursache dieser Störungen noch immer nicht, aber die Wissenschaft hat in den letzten Jahren sehr viele Faktoren entdeckt, die ein Reizdarmsyndrom (und ein Reizmagensyndrom) auslösen beziehungsweise verstärken können. Dieses Buch will Sie über den aktuellen Kenntnisstand auf diesem Gebiet informieren und Ihnen gleichzeitig dabei behilflich sein, Ihre ganz persönlichen Auslöser und Verstärker der Symptome herauszufinden. Indem Sie diese Dinge weitgehend vermeiden und insgesamt ein gesundes und ausgeglichenes Leben führen, können Sie selbst sehr viel dazu beitragen, dass es Ihnen bald wieder besser gehen wird.

Suchen Sie sich auch einen Arzt als Verbündeten, dem Sie vertrauen und der mit Ihnen zusammen die auf Sie persönlich abgestimmten Strategien entwickelt und Sie – wenn es einmal unbedingt notwendig ist – mit einer kurzzeitigen medikamentösen Behandlung unterstützt, um die Beschwerden dieser chronischen Funktionsveränderung zu lindern – oder vielleicht sogar ganz zum Verschwinden zu bringen.

Thilo Schleip
Dr. med. Gabi Hoffbauer

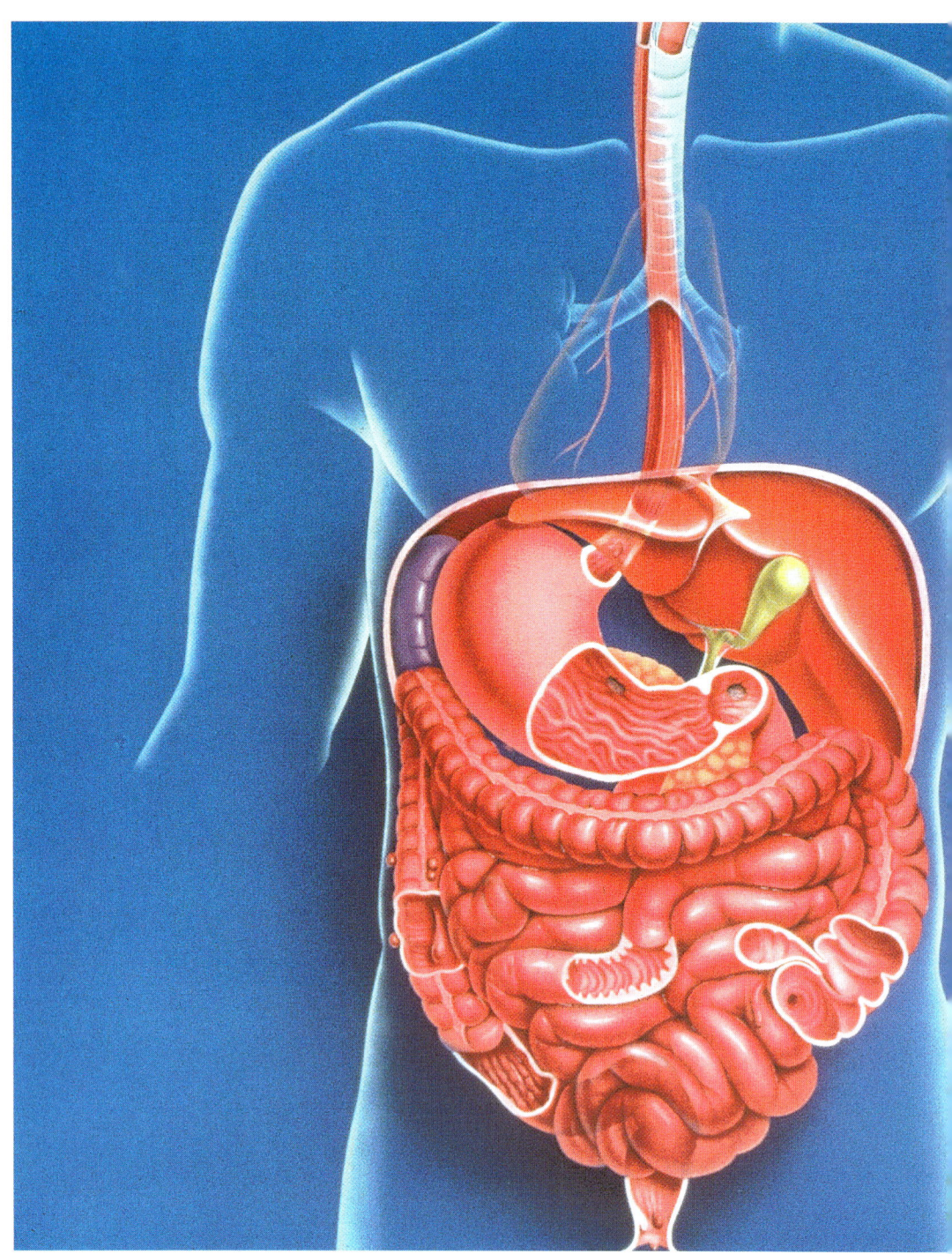

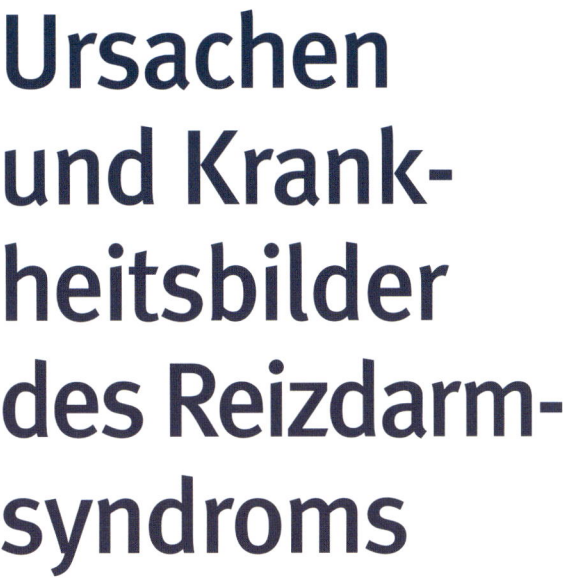

Ursachen und Krankheitsbilder des Reizdarmsyndroms

Viele Menschen leiden unter Übelkeit, Blähungen, Bauchschmerzen, Stuhlunregelmäßigkeiten, ja sogar depressiven Verstimmungen, ohne organisch krank zu sein. Es handelt sich hierbei um funktionelle Störungen des Magen-Darm-Traktes, die keine Krankheiten im klassischen Sinne darstellen. Da sie aber das Allgemeinbefinden und somit die Lebensqualität der Betroffenen stark beeinträchtigen können, hat sich die medizinische Forschung darauf verständigt, sie als funktionelle Darmerkrankung beziehungsweise als Reizdarmsyndrom zu bezeichnen.

Was ist ein Reizdarm-syndrom?

Unter funktionellen Erkrankungen des Verdauungstraktes versteht man funktionelle Störungen, die im Magen-Darm-Trakt ausgelöst werden, länger als zwölf Wochen bestehen oder regelmäßig wiederkehren, ohne dass sich bei Untersuchungen krankhafte Veränderungen an den Verdauungsorganen nachweisen lassen.

Beim Reizdarmsyndrom (RDS) dagegen stehen (krampfartige) Bauchschmerzen, Durchfall, Verstopfung, Blähungen und Stuhldrang im Vordergrund. Bezeichnend ist auch die Abnahme der Beschwerden nach der Stuhlentleerung. Als Leitsymptome des Reizmagens werden unter anderem Schmerzen im Oberbauch, Übelkeit, Völlegefühl, Sodbrennen und Aufstoßen genannt.

Wer ist vom Reizdarmsyndrom betroffen?

Genaue Angaben zur Häufigkeit eines Reizdarmsyndroms gibt es derzeit nicht, da die Krankheit vielfach nicht richtig diagnostiziert wird. Hinzu kommt, dass vermutlich nicht alle Leidtragenden einen Arzt aufsuchen, da sich viele an die sich einschleichenden Beeinträchtigungen gewöhnt haben und eine Verbesserung ihrer gesundheitlichen Situation erst gar nicht in Betracht ziehen. Es wird jedoch vermutet, dass zehn bis zwanzig Prozent der Menschen in Europa und den USA davon betroffen sind. Geht man auch nur von der kleinsten Schätzung aus, so leiden beispielsweise in Deutschland rund vierzehn Millionen Menschen unter funktionellen Störungen des Verdauungstraktes. Das Reizdarmsyndrom ist inzwischen die zweithäufigste Ursache für arbeitsbedingte Ausfallzeiten. Hinzu kommt, dass durch teure diagnostische Verfahren, Fehlbehandlungen, mehrfach wiederholte Untersuchungen, Frühberentung und überflüssige Krankenhausaufenthalte Jahr für Jahr volkswirtschaftliche Kosten in Milliardenhöhe entstehen. Funktionelle Störungen des Verdauungstraktes sind ein weltweit bekanntes Phänomen. Bislang gibt es allerdings keinen eindeutigen Beleg dafür, dass sie durch die Lebensumstände moderner Industrienationen hervorgerufen werden. Sicher ist aber, dass psychosozialer Stress die bereits vor-

Die Krankheit wird häufig nicht entdeckt

Eine Krankheit, die viele Namen hat...

Im Laufe vieler Jahre wurden verschiedentlich Versuche unternommen, das Phänomen Reizmagen oder Reizdarm zu erklären. Ebenso viele unterschiedliche Bezeichnungen wurden konstruiert, wie zum Beispiel »funktionelle Dyspepsie«, »funktionelles Magen-Darm-Syndrom«, »Colon irritable«, »intestinale Funktionsstörung« usw. Einige dieser Namen sollten heute allerdings nicht mehr benutzt werden, da sie einerseits nicht mehr gebräuchlich oder andererseits irreführend oder schlichtweg falsch sind.

Eine eindeutige Abgrenzung zwischen Reizmagen und Reizdarm ist aufgrund der sich teilweise überschneidenden Symptome nicht immer möglich. Da beiden Krankheiten dieselben Ursachen zugrunde liegen und viele Betroffene gleichzeitig oder im Wechsel über Magen- und Darmbeschwerden klagen, macht eine generelle Unterscheidung wenig Sinn. Deshalb hat sich in der klinischen Praxis der Überbegriff »Reizdarmsyndrom« durchgesetzt, der auch in diesem Buch (gelegentlich auch als RDS abgekürzt) verwendet wird, es sei denn, eine Unterscheidung ist zum Verständnis zwingend notwendig.

Beide Krankheiten haben dieselben Ursachen

handene Symptomatik verstärken beziehungsweise aufrechterhalten kann. Das Reizdarmsyndrom ist eine Erkrankung des jüngeren und mittleren Lebensalters. Die meisten Betroffenen finden sich in der Altersgruppe von dreißig bis sechzig Jahren. Hiervon bilden Frauen zu zwei Dritteln die Mehrheit – die Gründe hierfür sind noch nicht bekannt.

Aufgrund der massiven körperlichen Beeinträchtigungen befürchten viele Patienten, schwer wiegende Folgeschäden zu erleiden. Ein Grund zu übermäßiger Besorgnis besteht jedoch nicht. Funktionelle Störungen schränken zwar in großem Maße die Lebensqualität ein, doch nicht die Lebenserwartung. Es besteht auch kein erhöhtes Risiko, ein Krebsleiden, eine chronisch-entzündliche Erkrankung oder andere dauerhafte Folgeschäden zu entwickeln. Die Erfolgsaussichten auf eine vollständige Genesung sind sehr gut, wenn ärztliche und gegebenenfalls psychologische Behandlung sinnvoll kombiniert werden und der Patient aktiv an der Behandlung mitwirkt. Besonders die Änderung von schlechten Ernährungsgewohnheiten und belastenden Lebenssituationen kann einen raschen Heilungsprozess einleiten.

Folgeschäden sind nicht zu befürchten

Wie äußert sich das Reizdarmsyndrom?

Facetten-reiches Krankheits-bild

Die Beschreibungen der von RDS-Patienten verspürten Beschwerden sind so facettenreich wie das Krankheitsbild selbst. Gerade funktionelle Störungen werden eher subjektiv wahrgenommen, was dem behandelnden Arzt die Diagnose nicht gerade erleichtert. Jeder Mensch hat seine eigenen Körperempfindungen und darüber hinaus auch seine persönliche Art, sie in Worte zu fassen.

Die Symptomatik – ein weites Spektrum

Charakteristisch für funktionelle Störungen des Verdauungstraktes ist das häufig wechselnde Krankheitsbild. Viele RDS-Patienten klagen beispielsweise über Bauchschmerzen. Diese treten meist unterschiedlich ausgeprägt an verschiedenen Stellen des Bauches (Abdomens) auf. Die Palette der Schmerzempfindungen reicht dabei von chronisch-leicht bis krampfartig-schwer.

Viele Patienten leiden unter Bauchschmerzen

Im Gegensatz dazu wird von den Ärzten beobachtet, dass die Patienten in der Regel nicht den Eindruck machen, als seien sie krank. Tatsache ist jedoch, dass die Patienten unter massiven körperlichen und psychischen Beeinträchtigungen leiden, welche, wenn sie im Arztgespräch erwähnt werden, nicht selten den Verdacht auf eine hypochondrische Störung lenken.

Bei den folgenden Übersichten handelt es sich um eine Zusammenstellung aller bisher bekannten und durch klinische Studien belegten Beschwerdebilder des Reizdarmsyndroms. Es soll darauf hingewiesen werden, dass die Betroffenen in den meisten Fällen nur über einige der aufgeführten Symptome klagen. Darüber hinaus ist nicht auszuschließen, dass weitere, nicht genannte Beschwerden im Zusammenhang mit einer funktionellen Störung des Magen-Darm-Traktes auftreten können.

Aus Gründen der besseren Verständlichkeit und Übersicht sind die Beschwerden von Reizmagen und Reizdarm getrennt aufgeführt, auch wenn dies, wie eingangs schon erwähnt, für die klinische Praxis keine besondere Bedeutung hat.

Symptome-
übersicht

Symptomatik des Reizdarmes

- Durchfall und durchfallartige Beschwerden
- Verstopfung
- Durchfall und Verstopfung im Wechsel
- diffuse Leibschmerzen
- krampfartige Schmerzen nach dem Essen
- mit Schmerzen verbundene Blähungen
- Stuhlunregelmäßigkeiten mit Erleichterung nach dem Stuhl-
gang (bei Durchfall)
- Gefühl der unvollständigen Stuhlentleerung (bei Verstopfung)
- Gefühl eines aufgeblähten Bauches
- starker, überraschender Stuhldrang
- breiiger bis wässriger Stuhl, teils mit Schleimbeimengungen –
häufig morgens nach dem Frühstück
- ständige oder regelmäßig wiederkehrende Beschwerden

Die Häufigkeit der Stuhlentleerung liegt meist in den Grenzen
von 3-mal pro Tag bis 3-mal pro Woche. Aus diesem Grund handelt
es sich nach klinischer Definition nicht um Durchfall beziehungsweise Verstopfung. Da die Beschwerden aber mit den typischen
Beeinträchtigungen dieser Krankheitsbilder einhergehen (heftiger
Stuhldrang, krampfartige Schmerzen, breiiger Stuhl usw.) und für
die Betroffenen einen groben Einschnitt in die Lebensqualität darstellen, werden sie im weiteren Verlauf dieses Buches als Durchfall
beziehungsweise Verstopfung bezeichnet.

Symptomatik des Reizmagens

- brennende, krampfartige oder dumpfe Bauchschmerzen
- Druck- und Völlegefühl
- Sodbrennen mit saurem Aufstoßen
- Oberbauchschmerzen
- frühes Sättigungsgefühl
- Übelkeit
- Brechreiz oder Erbrechen
- Appetitlosigkeit

Symptomatik des Reizmagens

- Gefühl eines aufgetriebenen Bauches
- Oberbauchbeschwerden, die im Hungerzustand auftreten und nach der Nahrungsaufnahme gebessert werden
- Brennen der Zunge (am Gaumen)
- Schluckbeschwerden
- trockener Mund

Zusätzliche Symptomatik

- chronisches Krankheitsgefühl
- Rückenschmerzen
- Kloßgefühl im Hals
- Gefühl der Atemhemmung
- Herzrasen oder Herzstolpern
- Schmerzen in der Brust
- urologische Beschwerden
- Fibromyalgie (Form des Weichteilrheumatismus)
- Migräne
- häufiges Wasserlassen
- Gliederschmerzen
- Hitzewallungen
- Erröten
- vermehrtes Schwitzen oder Schweißausbrüche
- Kopfschmerzen
- Schlafstörungen
- depressive Verstimmungen
- Konzentrationsschwierigkeiten
- innere Unruhe und Nervosität
- Ängstlichkeit
- Erschöpfung
- Anspannung
- Niedergeschlagenheit
- Müdigkeit
- Mattigkeit
- psychosozialer Stress, wie Sorgen, Ängste oder Überlastung

Stress-symptome werden des Öfteren beobachtet

Wie kommt es zu einem Reizdarmsyndrom?

Trotz der Beschwerden sind die Organe gesund

Was macht überhaupt eine funktionelle Störung aus? Wie kann es sein, dass körperliche Beschwerden existieren, obwohl sich mit den Mitteln der modernen Medizin keine krankhaften organischen Veränderungen nachweisen lassen? Spielt sich das Reizdarmsyndrom im Kopf ab? Jeder Betroffene erreicht früher oder später einen Punkt, an dem er sich diese Fragen stellt. Die Hoffnung, durch ein Gespräch mit dem behandelnden Arzt einen Einblick in die Funktionsweise dieser Krankheit zu bekommen, wird meist schnell wieder begraben. Zu groß ist der Klärungsbedarf und zu gering bemessen die Zeit, die ein Arzt für die eingehende Beratung eines RDS-Patienten aufbringen kann. Hinzu kommt, dass die Wirkungszusammenhänge, die zu den Beschwerden führen, bei weitem noch nicht vollständig geklärt sind. Seit einigen Jahren werden jedoch verschiedene krank machende Mechanismen und Faktoren diskutiert.

Die wichtigsten Entstehungsmechanismen

Nach dem derzeitigen Stand der medizinischen Forschung lassen sich die Mechanismen, die zur Entstehung der Krankheit führen, aus der Wechselwirkung von Magen, Darm, Nervensystem und Psyche erklären. Dieser Erklärungsansatz schließt allerdings nicht aus, dass in der Zukunft weitere mögliche Mechanismen gefunden und für bedeutsam erachtet werden.

Andere Mechanismen können noch gefunden werden

Störungen der Darmmotorik

Der menschliche Verdauungskanal, also die Strecke zwischen Mund und Darmausgang, hat eine durchschnittliche Länge von fünf bis sechs Metern. Um den Nahrungsbrei über diese weite Distanz zu befördern, benötigen Speiseröhre, Magen und Darm eine Muskulatur, die ringförmig um die Verdauungsorgane angeordnet ist. Diese führt eine Abfolge von Kontraktionen (Zusammenziehung) aus, die den Speisebrei Stück für Stück vorantreiben.

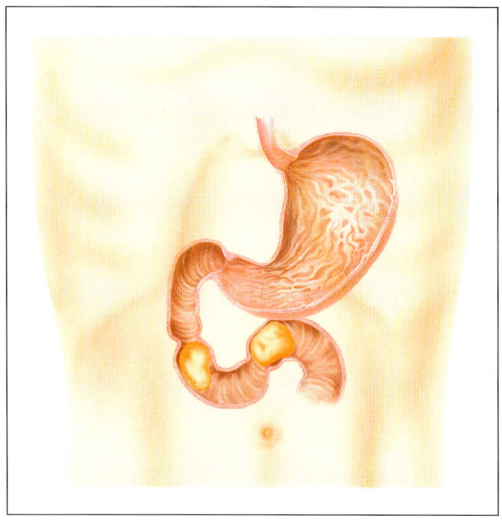

Zur leichteren Veranschaulichung dieser Bewegung dient das Beispiel eines Fahrradschlauches, durch den man von außen mit zwei Fingern versucht, eine zähflüssige Masse voranzuschieben. Dieses Bewegungsvermögen bezeichnet man in der Medizin als motorische Aktivität (Motilität). Sind die natürlichen Bewegungen des Verdauungstraktes verändert, dann spricht man von einer gestörten Aktivität. Sie hat zum Beispiel zur Folge, dass die Verdauungsbewegungen zu langsam oder zu schnell einsetzen. Diese Bewegungsstörungen stehen nach neuesten medizinischen Erkenntnissen in direktem Zusammenhang mit dem Reizmagen- und Reizdarmsyndrom.

Der Weg des Speisebreis.

Verlangsamte oder beschleunigte Magen-Darm-Aktivität

Die Bewegungsstörungen des Magens äußern sich meist durch eine verlangsamte Aktivität (Hypomotilität). Die zur Zerkleinerung der Speisen erforderlichen Muskelbewegungen des Magens sind zu selten oder zu schwach, um ihre Aufgabe richtig zu erfüllen. Dadurch verbleibt der Speisebrei länger als nötig im Magen und führt auf diese Weise zu Übelkeit und Völlegefühl. Das Gegenteil dieser funktionellen Störung stellt eine beschleunigte Aktivität (Hypermotilität) dar. Sie ist beim Reizmagen allerdings eher die Ausnahme.

Ist die Verdauungsbewegung des Dick- oder Dünndarmes beeinträchtigt, so kommen folgende Störungen in Betracht: Eine unzureichende Bewegung der Darmmuskulatur (Hypomotilität) verlangsamt den Verdauungsvorgang und führt so zu Völlegefühl und Verstopfung. Ist die Darmbewegung hingegen überaktiv (Hypermotilität), hat dies einen beschleunigten Verdauungsprozess zur Folge, der mit durchfallartigen Beschwerden und unangenehmem Stuhldrang einhergeht. Bei den meisten RDS-Patienten treten diese Bewegungsstörungen im Wechsel auf.

Ein beschleunigter Verdauungsvorgang führt zu Durchfall

Störungen der Magen-Darm-Sensorik

In den letzten Jahren wandte sich das Interesse der RDS-Forschung vermehrt den Wahrnehmungsstörungen (Perzeptionsstörungen) zu. Unter Perzeption versteht man in der Medizin das unbewusste Wahrnehmen oder Empfinden eines Reizes. Im Zusammenhang mit funktionellen Störungen des Verdauungstraktes sind Wahrnehmungsveränderungen gemeint, die in Magen und Darm lokalisiert sind.

Überempfindlichkeit von Magen und Darm

Bereits seit vielen Jahren ist bekannt, dass RDS-Patienten über eine erhöhte Reizempfindlichkeit in Magen und Darm verfügen. Mit Hilfe eines Messverfahrens, bei dem ein kleiner Ballon in den Darm einer Testperson eingeführt und dort ausgedehnt wird, lässt sich beweisen, dass RDS-Patienten sehr viel empfindlicher auf Dehnungsreize reagieren als gesunde Menschen. Dies hat für die Betroffenen zur Folge, dass sie Verdauungsvorgänge, wie zum Beispiel das Füllen einzelner Darmregionen mit Speisebrei, Darmbewegungen oder Gasansammlungen, verstärkt wahrnehmen und als unangenehm oder schmerzhaft empfinden. Schon eine geringe Dehnung des Dünn- oder Dickdarmes verursacht Druckreize, die im Mast- oder Enddarm (Rektum) Stuhldrang provozieren.

Verdauungsvorgänge werden verstärkt wahrgenommen

Diese erniedrigte Schmerzschwelle beschränkt sich, wie nachgewiesen wurde, ausschließlich auf die Verdauungsorgane und erstreckt sich nicht auf andere Körperbereiche. Zur Diagnose funktioneller Störungen des Magen-Darm-Traktes wird dieses Verfahren allerdings nicht verwendet, da es für die Verdauungsorgane einen extremen Eingriff darstellt und sich zum Nachweis dieser Erkrankung auch nicht eignet.

Für die Betroffenen stellt die Überempfindlichkeit gegenüber Dehnungsreizen in Magen und Darm

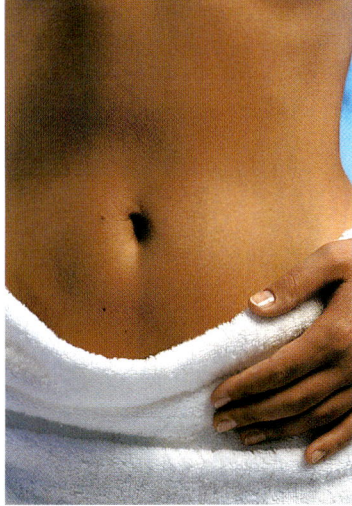

Heftige, plötzlich auftretende Bauchschmerzen plagen die Patienten nicht selten.

eine enorme Beeinträchtigung dar, denn ein störendes Druckgefühl ruft bei ihnen sofort die Verdauungsaktivität ins Gedächtnis zurück. Völlig unberechenbar erscheinen zudem die Schmerzen, die Minuten oder Stunden nach einer Mahlzeit hereinbrechen können. Auch wer sich bemüht, seinen Beschwerden weniger Aufmerksamkeit zu widmen, steht auf verlorenem Posten. Man hat das Gefühl, ein unverdauliches Nahrungsmittel könne für die Probleme verantwortlich sein. Doch selbst ein Glas Wasser am Morgen kann die Lawine ins Rollen bringen. Ursache dieser veränderten Wahrnehmung ist vermutlich eine erhöhte Rezeptorsensibilität im Bereich des Darmes. Dies bedeutet, dass eine Überempfindlichkeit der Nervenenden in der Darmmuskulatur gegenüber Dehnungsreizen besteht. Die Nerven sprechen damit zum Leidwesen der Betroffenen bereits auf geringste Dehnungsvorgänge an.

Die Beschwerden können schon kurz nach dem Essen auftreten

Fehlfunktion des zentralen Nervensystems

Das komplizierteste und gleichzeitig noch am wenigsten gesicherte Erklärungsmodell zum Thema »Reizdarmsyndrom« liefert die Diskussion um die Beteiligung des zentralen Nervensystems. Zur Verdeutlichung dieses Modells im Zusammenhang mit den Wahrnehmungsstörungen benutzt man seit den 1980er-Jahren das aus den USA stammende theoretische Konzept der »Gehirn-Darm-Achse«. Hiernach besteht zwischen dem Gehirn und dem Verdauungstrakt eine Verbindung, an deren Funktion zahlreiche Überträgersubstanzen beteiligt sind. Bei RDS-Patienten ist die Funktion dieser Verbindung verändert. Dies hat zur Folge, dass Dehnungsreize und andere Signale aus Magen und Darm vom Gehirn fehlverarbeitet und als Beschwerden wahrgenommen werden. Die Gründe für diese Fehlfunktion sind bis heute nicht geklärt. Als Erklärungsversuche kommen sowohl eine krankhafte (abnorme) Fortleitung von Nervenimpulsen an die Hirnrinde, wo sie verarbeitet werden, als auch eine erhöhte Wachsamkeit des zentralen Nervensystems infrage.

Die Gehirn-Darm-Achse

Auch die bereits erwähnten Wahrnehmungsstörungen spielen in diesem Zusammenhang eine gewichtige Rolle. Im Bereich der Informationsverarbeitung des zentralen Nervensystems diskutiert man die Beteiligung eines auf Schäden ansprechenden Gedächtnisses und eine erhöhte Schmerzerwartung. Das heißt, man kann Krankheitssymptome, die einmal aufgetreten sind, tatsächlich lernen, abspeichern und wieder abrufen.

Psychische und seelische Störungen

Der mit Abstand größte Teil der lebenserhaltenden Vorgänge im menschlichen Körper wird vom vegetativen Nervensystem – einem Teil des Nervensystems – gesteuert. Hierunter versteht man die Nerven, die sich nicht durch unseren Willen und damit durch bewusste Kontrolle beeinflussen lassen. Sie steuern nicht nur wichtige Körperfunktionen, wie Atmung, Blutdruck, Herzfrequenz, Körpertemperatur und Verdauung, sondern auch, wie jemand auf Reize von außen reagiert. Für die Krankheitsentstehung beim Reizdarmsyndrom ist das vegetative Nervensystem deshalb von besonderer Bedeutung, da es gleichzeitig durch psychische und seelische Umstände beeinflusst wird und körperliche Funktionen entsprechend steuert.

Auch die Psyche nimmt Einfluss auf das Reizdarmsyndrom

Die Wechselwirkung von Magen, Darm und Psyche

Jeder Mensch kennt das Gefühl, vor einer großen Prüfung zu stehen: Die körperliche Anspannung steigt, man ist nervös und fahrig. Auch Magen und Darm arbeiten überaktiv. Zwar reagiert jeder Mensch auf Spannungssituationen unterschiedlich, doch bei den meisten steht eine Beteiligung des Verdauungstraktes im Vordergrund. Die Palette der möglichen Beeinträchtigungen ist dabei sehr groß: Der Magen meldet

Unruhe kann Durchfall erzeugen.

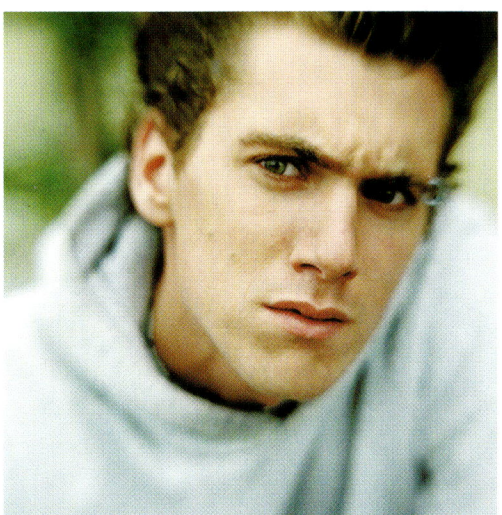

sich mit Übelkeit, Sodbrennen oder Brechreiz zu Wort, während der Darm mit Rumoren, Krämpfen und Durchfall die Aufmerksamkeit auf sich zieht.

Diese Reaktionen sind völlig normal, auch wenn sie in der entsprechenden Situation als unangemessen erscheinen. Problematisch wird es dann, wenn sie, auch in abgeschwächter Form, zum Dauerzustand werden und zudem keine erkennbare organische Ursache ausgemacht werden kann. Wenn dies der Fall ist, dann spricht man von einer funktionellen Störung.

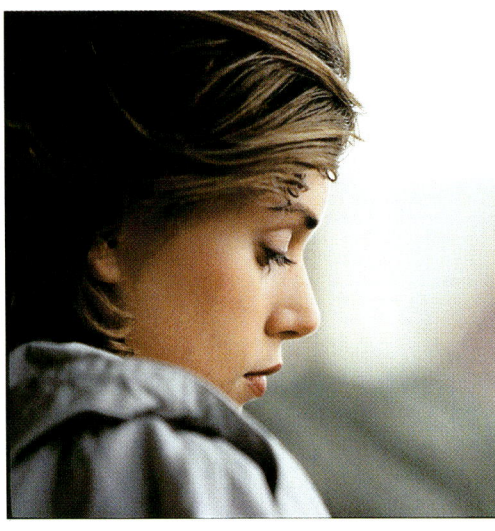

Psychische Merkmale von Reizdarmsyndrom-Patienten

Bis vor einigen Jahren wurden in der klinischen Praxis ausschließlich psychologische Gründe für die Entstehung funktioneller Magen-Darm-Beschwerden verantwortlich gemacht. Man betrachtete das Reizdarmsyndrom als psychosomatische Störung, also als eine Erkrankung, die sich aufgrund eines dauerhaften psychischen Konfliktes entwickelt. Obwohl diese Betrachtungsweise heute als überholt gilt, spielen seelische Störungen beim Reizdarmsyndrom

Depressive Verstimmungen belasten die Betroffenen zusätzlich. dennoch eine Rolle – wenn auch nur eine untergeordnete. Persönlichkeitsmerkmale, wie zum Beispiel Ängstlichkeit oder depressive Verstimmungen, sind bei RDS-Patienten häufig zu beobachten. Da diese Merkmale aber auch bei anderen körperlichen (somatischen) oder funktionellen Störungen auftreten, geht man inzwischen davon aus, dass sie eher Folge denn Ursache eines Reizdarmsyndroms sind. Bei einem Teil der Betroffenen gilt es sogar als erwiesen, dass ihre seelischen Beeinträchtigungen auf funktionelle Störungen zurückzuführen sind und diese in ihrem Ausmaß auch verstärken.

Nur bei wenigen Patienten besteht ein offensichtlicher und unmittelbarer Zusammenhang zwischen Lebensereignissen und Krankheit. Bei anderen wiederum findet sich überhaupt keine Verbindung. Innerhalb

Psychotherapie ist kein Allheilmittel

Auch wenn organische Ursachen ausgeschlossen werden können, reicht es nicht aus, seelische Begebenheiten als Krankheitsauslöser zu betrachten. Darüber hinaus macht eine psychologische Behandlung auch nur dann Sinn, wenn tatsächlich eine psychische Störung oder Erkrankung vorliegt. Psychotherapie ist kein Allheilmittel – auch nicht bei funktionellen Beschwerden!

Psychotherapie ist kein Allheilmittel

Plazebos be-
weisen die
Beteiligung
psychischer
Faktoren

Die Bedeutung von Psyche und Seele

Untersuchungen haben gezeigt, dass RDS-Patienten wesentlich stärker auf Plazebos (Scheinmedikamente ohne Wirkstoff) ansprechen, als dies bei anderen Krankheiten der Fall war. Dies beweist, dass psychische und seelische Umstände funktionelle Störungen mit beeinflussen.

dieses Spektrums bewegt sich der Großteil der RDS-Betroffenen. Psychologische Gegebenheiten beeinflussen das Krankheitsbild demnach in einem individuell unterschiedlichen Ausmaß.

Untersucht man das Seelenleben von RDS-Patienten, so findet man viele mögliche Auslöser: Depressionen, Gefühle der Überforderung oder die Unfähigkeit, Emotionen zum Ausdruck zu bringen, spielen bei der Krankheitsentstehung häufig eine große Rolle. Auch physischer oder sexueller Missbrauch im Kindesalter wird von den Patienten überdurchschnittlich oft berichtet. In einigen Fällen kommt sogar ein erlerntes Krankheitsverhalten hinzu, also die Neigung, bereits bei geringen Beschwerden einen Arzt aufzusuchen.

Die Unfähigkeit, eine Krankheit zu verarbeiten, sowie fehlende soziale und psychologische Unterstützung können die Entstehung funktioneller Störungen ebenso beein-

Stress
löst ebenso
Symptome
aus.

flussen. Diskutiert wird auch das so genannte Katastrophenverhalten. Bei manchen Betroffenen entsteht schon bei minimalen Beschwerden der Eindruck, der gesamte Tag sei ruiniert.

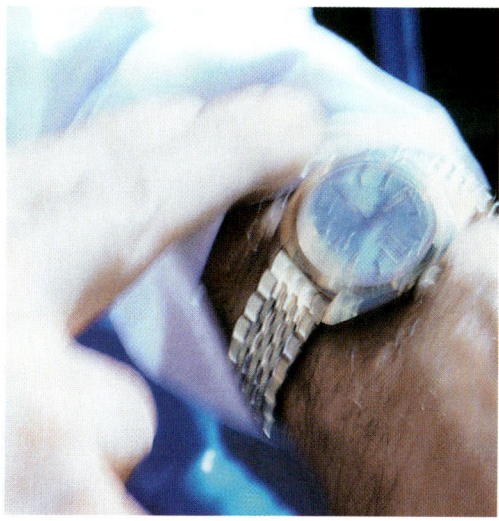

Stress führt bei RDS-Patienten ebenfalls zu Magen-Darm-Beschwerden. Reizbarkeit und Ärger sowie unterschwellige Konflikte haben denselben Effekt.

Nach einer Untersuchung leiden vor allem ängstliche und depressive Menschen gleichzeitig unter einem Reizdarmsyndrom. Eine andere Untersuchung hat gezeigt,

Mutter sein ist nicht immer leicht – vielleicht ein Grund, warum mehr Frauen unter einem Reizdarmsyndrom leiden.

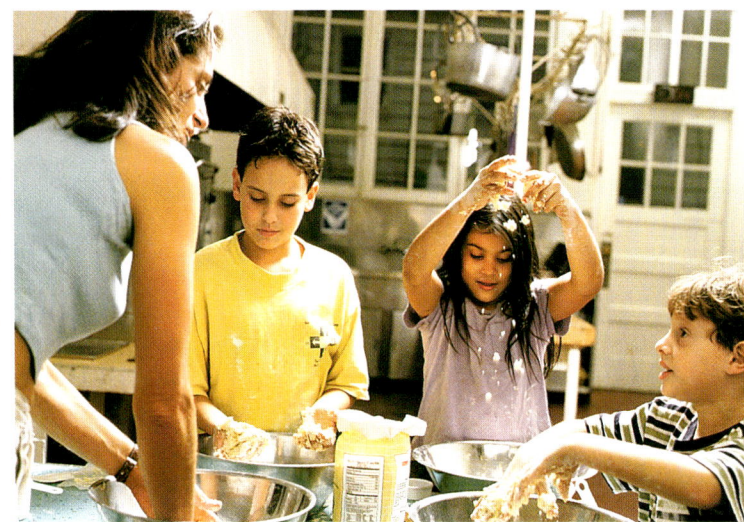

dass RDS-Patienten oftmals mit ihrer beruflichen Situation nicht zufrieden sind. Nicht geklärt ist allerdings, ob diese Situation eher Auslöser oder Folge der funktionellen Magen-Darm-Beschwerden ist. Auch die Angewohnheit, schon bei geringen Beschwerden nicht zur Arbeit zu gehen, wurde bei RDS-Betroffenen des Öfteren festgestellt.

Eine andere Studie kam zu dem Ergebnis, dass Frauen, die mit ihrer Rolle als Mutter, Ehefrau oder Partnerin unzufrieden sind, vielfach unter Stuhlverstopfung leiden. Auch Probleme im sexuellen Bereich konnten verstärkt beobachtet werden. Bei Männern dürfte es vergleichbare Zusammenhänge geben.

Interessant sind auch die wissenschaftlichen Belege, dass RDS-Patienten auf emotionale Ereignisse und umweltbedingte Einflüsse mit erhöhter Aktivität des gesamten Verdauungstraktes reagieren.

Die krankheitsauslösenden Faktoren

Bisher haben Sie erfahren, wie sich funktionelle Beschwerden aus medizinischer und psychologischer Sicht erklären lassen. Es stellt sich nun die Frage, welche Faktoren das Reizdarmsyndrom auslösen oder verstärken können. In den letzten Jahren wurden vielfach Ernährungsfaktoren (Nahrungsmittel, Ernährungsweise und Essverhalten) bei der

Ernährungsfaktoren spielen eine große Rolle

Entstehung funktioneller Magen-Darm-Beschwerden diskutiert. So haben zum Beispiel neuere Studien gezeigt, dass fast jeder RDS-Patient mindestens einen Nahrungsmittelbestandteil aus der Gruppe der Kohlenhydrate nicht verträgt und darauf mit Schmerzen oder Durchfall reagiert. Aus diesem Grund empfehlen Wissenschaftler inzwischen, ernährungsbedingten Gesundheitsproblemen in der Diagnostik mehr Beachtung zu schenken, als dies bislang der Fall war.

Neben den ernährungsbedingten Faktoren, die im Zusammenhang mit dem Reizdarmsyndrom eine größere Rolle spielen, existieren noch weitere Auslöser, die bei der Abklärung funktioneller Störungen in jedem Fall berücksichtigt werden müssen. Hierzu zählen insbesondere Genussmittel und Medikamente. Aber auch bestimmte Nahrungsmittelallergien oder vorausgegangene Darminfektionen können unter Umständen zu einem Reizdarmsyndrom führen.

Die Unverträglichkeit von Kohlenhydraten

Zuckerstoffe, wie Laktose, Fruktose, Glukose, Maltose oder Stärke, bezeichnet man als Kohlenhydrate. Sie stellen die wichtigsten Energielieferanten in der menschlichen Nahrung dar und kommen zum Beispiel in Milchprodukten, Teigwaren, Reis, Gemüse und Früchten vor. Kohlenhydrate sind für den Stoffwechsel von besonderer Bedeutung. Damit der Organismus sie aufnehmen und weiterverwerten kann, müssen sie durch die Dünndarmwand ins Blut transportiert werden.

Zuckerstoffe kommen in vielen Nahrungsmitteln vor

Was ist ein Kohlenhydrat?

Kohlenhydrate – ein wichtiger Auslöser

Kohlenhydrate bestehen aus Kohlenstoff, Wasserstoff und Sauerstoff. Je nach ihrem chemischen Aufbau beziehungsweise nach der Anzahl ihrer Moleküle unterscheidet man Einfachzucker (Monosaccharide), Zweifachzucker (Disaccharide) oder Mehrfachzucker (Polysaccharide). Zu den Monosacchariden gehören der Trauben- (Glukose), Frucht- (Fruktose) und Schleimzucker (Galaktose). Vertreter der Disacchariden sind der Rohr- und Rübenzucker (Saccharosen) sowie der Milch- (Laktose) und Malzzucker (Maltose). Zu den wichtigsten Polysacchariden zählt die Stärke. Die Einfachzucker gelangen sofort in die Blutbahn. Die Doppel- und Vielfachzucker werden durch die Verdauungssäfte in Einfachzucker zerlegt.

Die bekanntesten Zuckerunverträglichkeiten.

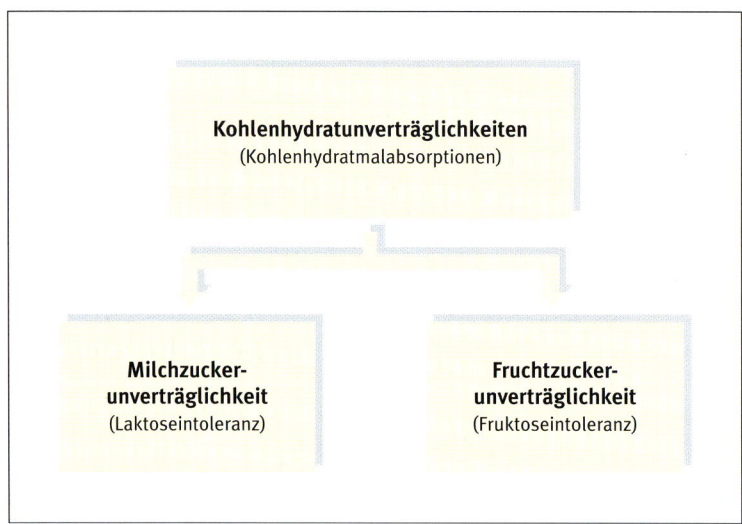

Zu diesem Zweck werden Kohlenhydrate, die als Zweifach- oder Mehrfachzucker vorkommen, in Einfachzucker zerlegt, um danach problemlos die Darmwand passieren zu können. Der Fruchtzucker, der als Einfachzucker vorliegt, benötigt hierzu noch ein anderes Enzym, das ihm diese Passage ermöglicht.

Können Kohlenhydrate aufgrund eines Enzymdefektes im Darm vom Körper nicht vollständig aufgenommen werden, dann spricht man in der Medizin von einer Malabsorption. Sie hat zur Folge, dass ein Teil der Kohlenhydrate unverändert in den Dickdarm gelangt und dort von Bakterien zersetzt wird. Bei diesem Vorgang entstehen verschiedene Gase und Fettsäuren, die für die folgenden Beschwerdebilder verantwortlich sind: Die gasförmigen Zersetzungsprodukte sind vor allem Kohlendioxid und Wasserstoff. Sie führen zu einer erhöhten Gasansammlung im Darm, die eine schmerzhafte Ausdehnung der Darmwände sowie Blähungen zur Folge hat. Die Fettsäuren hingegen, die hauptsächlich aus Ameisen-, Essig- und Buttersäure bestehen, erhöhen die Darmbewegung und verursachen so Durchfall. Darüber hinaus ziehen die Kohlenhydrate Wasser aus dem Gewebe in den Dickdarm hinein. Dadurch wird das Stuhlvolumen um ein Vielfaches vergrößert sowie Stuhldrang und Durchfall gefördert. Chronische Durchfälle wiederum bewirken eine Schädigung der Darmschleimhaut, was zu einer verminderten Enzymeinlagerung und somit zu einer ungenügenden

Unzureichende Kohlenhydrataufnahme

Nährstoffaufnahme führt. Es handelt sich also um einen Teufelskreis, aus dem sich der Betroffene ohne gezielte Ernährungsumstellung nicht so schnell befreien kann.

Die bekanntesten und für RDS-Patienten wichtigsten Nahrungsmittelunverträglichkeiten beruhen auf der unzureichenden Aufnahme von Milch- und Fruchtzucker. Wer eines dieser Kohlenhydrate nicht verträgt, der bekommt höchstwahrscheinlich auch Verdauungsprobleme durch den Verzehr des jeweils anderen. Einer Studie zufolge, bei der einige hundert Patienten mit unklaren Bauchbeschwerden untersucht wurden, fand man heraus, dass bei jeder vierten Testperson eine Milchzuckerunverträglichkeit (Laktoseintoleranz) und bei jeder zweiten eine Fruchtzuckerunverträglichkeit (Fruktoseintoleranz) vorlag. Betrachtet man diese Zahlen, so kann man es nur als ein Dilemma bezeichnen, dass der Diagnostik von Kohlenhydratunverträglichkeiten bei funktionellen Magen-Darm-Störungen kein höherer Stellenwert eingeräumt wird.

Die Milchzuckerunverträglichkeit

Die am häufigsten anzutreffende Kohlenhydratunverträglichkeit ist die Milchzuckerunverträglichkeit. Sie betrifft viele Patienten, die unter einem Reizdarmsyndrom leiden. Doch leider kennt etwa nur die Hälfte der Betroffenen, die Kenntnis von ihrer Milchzuckerunverträglichkeit haben, die genauen Zusammenhänge zwischen diesem Enzymdefekt und dem Reizdarmsyndrom.

Die Frage, ob man Milchzucker verträgt oder nicht, lässt sich durch eine Suchdiät (siehe Seite 40) beantworten. Findet man heraus, dass eine solche Unverträglichkeit vorliegt, sind milchzuckerhaltige Nahrungsmittel eine Zeit lang zu reduzieren. So konnten zum Beispiel nach einer sechswöchigen strengen milchzuckerarmen Diät die Symptome bei vielen RDS-Patienten entscheidend gebessert werden. Einer Statistik zufolge konsumiert der Durchschnittsbürger, ohne es zu wissen, täglich bis zu fünfzig Gramm Milchzucker. Für einen gesunden Menschen stellt diese Menge kein Problem dar, für einen RDS-Betroffenen kann sie jedoch fatale Folgen haben, denn schon kleinste Mengen des verzehrten Zuckerstoffes reichen aus, um massive Beschwerden, wie zum Beispiel Durchfall, zu entwickeln. In welchen Nahrungsmitteln Milchzucker enthalten ist, erfahren Sie im zweiten Teil dieses Buches.

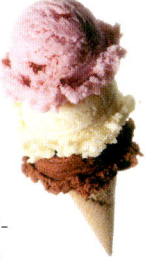

Speiseeis enthält reichlich Milchzucker.

Die Fruchtzuckerunverträglichkeit

Die Fruchtzuckerunverträglichkeit gewinnt durch die auf Kalorien-
verzicht ausgerichtete moderne Nahrung immer mehr an Bedeutung.
Fruchtzucker besitzt im Gegensatz zum herkömmlichen Haushaltszucker eine stärkere Süßkraft. Deshalb kann man ihn sparsamer verwenden und gleichzeitig Kalorien sparen. Durch seinen Einsatz in
kalorienreduzierten Fertignahrungsmitteln hat sich sein Konsum in
den letzten Jahrzehnten fast unbemerkt um ein Vielfaches erhöht.
Auch die Verarbeitung von Fruchtzucker in künstlich hergestellten
Süßstoffen hat zu einer enormen Steigerung der täglichen Durch-
schnittsmenge geführt.

Im Gegensatz zum Traubenzucker wird der Fruchtzucker ohne Insulin
in die Körperzellen aufgenommen. Fruchtzucker erhöht den Blutzucker-
spiegel nicht und wird daher in diätetischen Lebensmitteln eingesetzt.
Die Aufnahmekapazität von Fruchtzucker aus dem Darm ist durch die
individuelle Enzymaktivität des menschlichen Verdauungstraktes be-
grenzt. Wird diese Grenze durch den – meist unbewussten – Konsum
von Fruchtzucker überschritten, kommt es wie bei der Milchzuckerunverträglichkeit zu Beschwerden, die sich durch die übliche klinische
Diagnostik nicht nachweisen lassen. Von dieser Form der Kohlenhydratunverträglichkeit betroffen sind vor allem Menschen, die häufig oder
regelmäßig Verdauungsprobleme haben. Hierzu zählen wie auch bei der
Milchzuckerunverträglichkeit in erster Linie RDS-Patienten.

In Äpfeln steckt viel Frucht- zucker.

Typische Beispiele für Nahrungsmittel, die Fruchtzucker enthalten, sind Honig, Multivitaminsäfte und verschiedene
Obstsorten (siehe Seite 43). Studien haben gezeigt, dass regelmäßiger Konsum von Honig oder Fruchtsäften sowohl
bei Kindern als auch bei Erwachsenen eine abführende
Wirkung hat.

WICHTIG

Werden milch- oder fruchtzuckerhaltige Lebensmittel nicht vertragen, ist dies kein Grund zur Besorgnis. Denn Nahrungsmittelunverträglichkeiten sind nicht zu verwechseln mit Nahrungsmittelallergien. Dies bedeutet, dass auf kein Nahrungsmittel völlig verzichtet werden muss, da das Ausmaß der Beschwerden von der
Menge des eingenommenen Kohlenhydrates abhängt.

Nicht jedes Nahrungs- mittel muss gemieden werden

Ernährungsweise und Essverhalten

Treten nach einer Mahlzeit RDS-spezifische Symptome auf, muss dies nicht unbedingt mit einer Unverträglichkeit der verzehrten Lebensmittel zusammenhängen. Denn auch sehr gesunde und allgemein gut verträgliche Nahrungsmittel können funktionelle Magen-Darm-Beschwerden auslösen. Dies ist besonders dann der Fall, wenn die Art und Weise ihrer Aufnahme den Verdauungsprozess erschwert: Hastiges Essen oder ungenügendes Kauen der Speisen sind Beispiele dafür. Auch die Temperatur einer Mahlzeit hat Einfluss auf ihre Bekömmlichkeit: So können beispielsweise sehr kalte oder heiße Speisen die ohnehin schon RDS-problematische Verdauungstätigkeit behindern. Sind die Lebensmittel zudem noch stark gewürzt oder reichlich gesalzen, haben vor allem Magenbeschwerden ein leichtes Spiel.

Hastiges Essen beeinträchtigt die Verdauung

Besondere Aufmerksamkeit gilt es auch einigen Lebensmittelgruppen zu schenken: Kohlgemüse zum Beispiel bläht den Darm auf und verursacht dadurch über Tage hinweg Bauchschmerzen. Erbsen, Bohnen und Linsen bereiten ebenfalls große Probleme. Ebenso unterstützen Zitrusfrüchte wegen ihres hohen Säuregehalts die RDS-Problematik. Fett ist das am schwersten verdauliche Nahrungsmittel, das der tägliche Speiseplan zu bieten hat. Da beim Abbau von Fetten im menschlichen Verdauungstrakt zudem noch stark abführendes Glyzerin freigesetzt

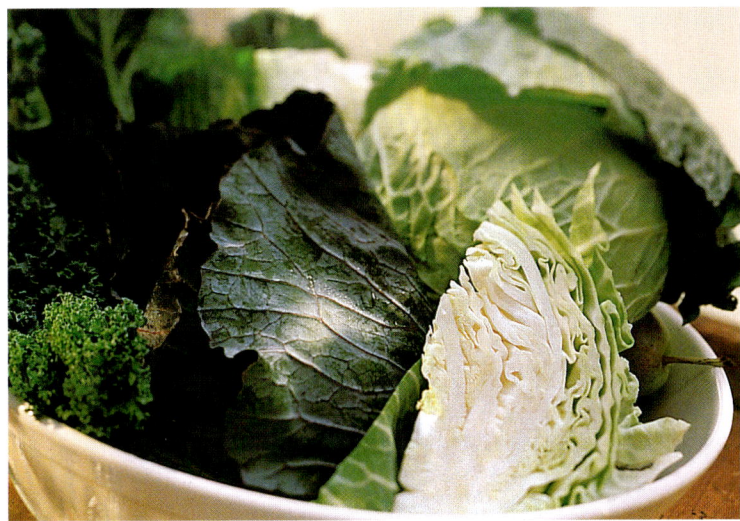

Kohlgemüse und Hülsenfrüchte verursachen Blähungen.

Ballaststoffe führen zu vermehrter Gasbildung im Darm.

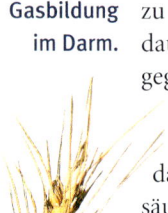

wird, unterstützen fettreiche Speisen in hohem Maße die Neigung, Durchfall zu entwickeln.

Der Ratschlag, in der täglichen Ernährung auf reichlich Ballaststoffe zu achten, kann zur Behandlung von funktionellen Störungen des Verdauungstraktes nicht immer befolgt werden. Zwar helfen Ballaststoffe gegen Verstopfung, indem sie den Stuhl regulieren beziehungsweise lockern, aber in größeren Mengen verzehrt, verursachen sie aufgrund der vermehrten Gasbildung schmerzhafte Blähungen. Wenn darüber hinaus beim Abbau von Ballaststoffen im Darm noch Fettsäuren anfallen, können zusätzlich durchfallartige Beschwerden entstehen. Ballaststoffe sollten aus diesen Gründen sehr langsam, in der Regel über Wochen hinweg in den Speiseplan aufgenommen werden. Wie man sieht, ist nicht jeder gut gemeinte Ernährungsratschlag, so vernünftig er im ersten Moment auch erscheinen mag, zur Behandlung von funktionellen Magen-Darm-Beschwerden geeignet. Im Rahmen einer wirksamen Therapie müssen diese Punkte bei der Auswahl von geeigneten Lebensmitteln unbedingt berücksichtigt werden. Sie kommen zwar als Hauptauslöser eines Reizdarmsyndroms nicht infrage, können aber die ohnehin schon vorhandene Veranlagung, Symptome zu entwickeln, aufrechterhalten oder verstärken – auch wenn die ursprüngliche Krankheitsursache schon lange nicht mehr besteht.

Die Genussmittel – Alkohol, Koffein, Nikotin

Der gelegentliche und kontrollierte Konsum von Genussmitteln, wie Alkohol, Koffein und Nikotin, stellt für den Organismus gesunder Menschen im Normalfall kein gesundheitliches Risiko dar. Erst wenn diese Stoffe regelmäßig und/oder in größeren Mengen in den Körper gelangen, kann es zu einer gefährlichen Abhängigkeit mit gesundheitlichen, psychischen oder sozialen Folgeschäden kommen.

Menschen, die unter einem Reizdarmsyndrom leiden, sind im Zusammenhang mit den erwähnten Genussmitteln einem sehr viel höheren Risiko ausgesetzt als gesunde Personen, da Alkohol, Koffein und Nikotin Mechanismen im Körper auslösen, die die Symptomatik funktioneller Störungen zusätzlich verstärken.

Der Alkohol birgt beispielsweise in Deutschland mit rund 4,3 Millionen Abhängigen das größte Suchtpotenzial aller »weichen« Drogen. Eine Untersuchung hat ergeben, dass funktionelle Magen-Darm-Beschwerden bei alkoholkranken Menschen in vielen Fällen nicht be-

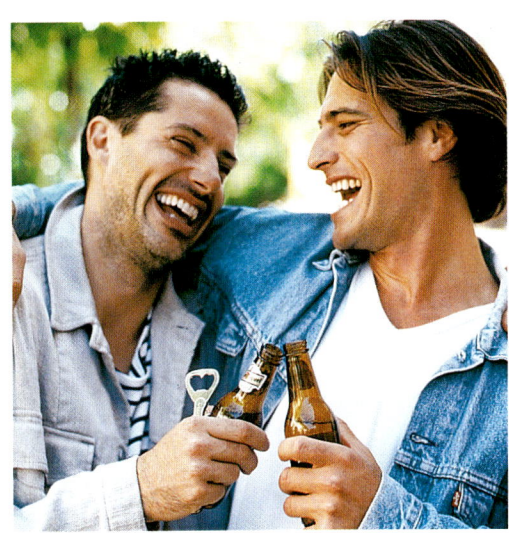

rücksichtigt werden. Schätzungen zufolge leidet fast die Hälfte aller Alkoholsüchtigen unter diesen Beschwerden. Aber auch bei nichtalkoholabhängigen RDS-Patienten wird der Einfluss berauschender Getränke auf die Symptomatik stark unterschätzt. Besonders hochprozentige Spirituosen reizen die Magen- und Darmschleimhäute. Zudem wird die Darmflora erheblich beeinträchtigt, was zur Verstärkung der bereits vorhandenen Krankheitsanzeichen führt.

Koffein genießt neben Nikotin unter den Genussmitteln die

Alkohol reizt Magen und Darm.

größte gesellschaftliche Akzeptanz. Doch bereits der tägliche Genuss von zwei bis drei Tassen Kaffee kann zu einer – wenn auch nur vergleichsweise milden – körperlichen Abhängigkeit führen.

Von besonderer Bedeutung für die RDS-Problematik sind die Zusammenhänge zwischen Koffeingenuss und Magen-Darm-Aktivität. Auch Koffein reizt die Magen- und Darmschleimhäute, wodurch eine vermehrte Magensäureproduktion bewirkt wird. Dies stellt zwar bei gesunden Menschen eine angenehme Verdauungshilfe dar, doch bei Reizmagenpatienten werden dadurch Sodbrennen und Aufstoßen begünstigt. Größere Mengen Koffein können sogar zu einer Stimulation der Darmmuskelfasern beitragen. Dies kann neben der erwähnten Darmschleimhautreizung eine verstärkte Darmbewegung sowie Durchfall oder durchfallartige Beschwerden zur Folge haben.

Genussmittel – ein erhöhtes Krankheitsrisiko.

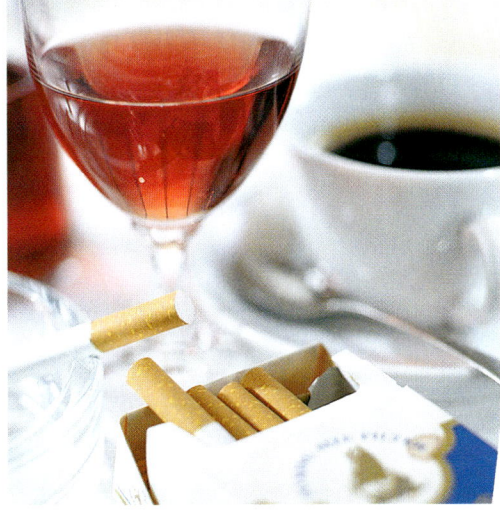

Auch Nikotin kann die Symptomatik funktioneller Störungen beeinflussen. Normalerweise wird die Verdauungstätigkeit des Magens schon vor dem Verzehr einer Mahlzeit über Nervenreize vorbereitet. Da aber durch regelmäßiges Rauchen der Geruchs- und Geschmackssinn reduziert werden, verändert der blaue Dunst auf diesem Wege die Magenaktivität. Dies kann sich auf die RDS-Symptomatik sehr nachteilig auswirken. Ferner kann die Magensäureproduktion über das benötigte Maß hinaus verstärkt werden.

Auch Nikotin hat einen Einfluss auf funktionelle Störungen

Die Medikamente und ihre Nebenwirkungen

Fast jeder Mensch nimmt hin und wieder Medikamente ein, um im Krankheitsfall einen Genesungsprozess einzuleiten oder ihn zu unterstützen. Chronisch kranke Menschen sind zudem meist auf eine langfristige Medikamenteneinnahme angewiesen.

In vielen Fällen werden die Nebenwirkungen der scheinbar harmlosen Pillen oder Tabletten allerdings unterschätzt. Darüber hinaus werden allzu oft Medikamente verordnet, die zur Förderung eines Genesungsprozesses nicht unbedingt erforderlich sind, aber aus Gefälligkeit dem Patienten gegenüber dennoch verschrieben werden.

Dass der Gebrauch oder Missbrauch von Medikamenten bei der Erklärung funktioneller Magen-Darm-Störungen eine wichtige Rolle spielt, hat man erst in den letzten Jahren herausgefunden. Zahlreiche Arzneimittel enthalten nämlich Stoffe, die Durchfall oder Verstopfung auslösen können. Obwohl diese Nebenwirkungen im Beipackzettel erwähnt werden, schenkt man ihnen in der Regel kaum Beachtung.

So können zum Beispiel solche Medikamente RDS-Symptome erzeugen, wenn sie über längere Zeit eingenommen oder gar missbraucht

Viele Arzneien enthalten Milchzucker werden. Hinzu kommt, dass viele Pillen oder Tabletten als Trägerstoff Milchzucker enthalten – flüssigen Heilmitteln wird außerdem häufig der abführende Fruchtzucker zugesetzt.

Azetylsalizylsäure, unter dem Markennamen »Aspirin« bekannt, kann vor allem bei regelmäßiger Einnahme zu Schädigungen an der Magen- und Darmschleimhaut führen. Von RDS-Patienten sollte Aspirin daher nur in Ausnahmefällen und niedrig dosiert eingenommen werden.

Besonderes Augenmerk bei der Betrachtung von Medikamentennebenwirkungen im Zusammenhang mit dem Reizdarmsyndrom verdienen die Antibiotika, die vor allem in früheren Jahren zu oft verordnet wurden. Ihre Wirkungsweise beruht darauf, krankheitserregende Mikroorganismen zu vernichten. Durch die Einnahme von antibiotikahal- tigen Medikamenten werden aber gleichzeitig die im Dickdarm loka- lisierten nützlichen Bakterien zerstört, die man in ihrer Gesamtheit als Darmflora bezeichnet.

Antibiotika bringen das Gleichgewicht der vielen im Darm lebenden Bakterien empfindlich durcheinander: Einige werden in ihrem Wachs- tum behindert, während andere den Darm regelrecht überwuchern. Dadurch kommt es zu Bauchschmerzen, Durchfällen und im Extrem- fall sogar zu einer schweren Dickdarmentzündung.

Die besondere Gefahr, die von Antibiotikagaben ausgeht, liegt in dem Umstand, dass die Beeinträchtigungen der Darmflora auch noch Wo- chen nach der Einnahme bestehen können. Die bakterielle Neubesied- lung erfordert nämlich im Gegensatz zu ihrer Zerstörung sehr viel Zeit und setzt eine verantwortungsbewusste Ernährung voraus. Leider wer- den die Patienten in den seltensten Fällen über derartige Zusammen- hänge aufgeklärt. Stattdessen finden sie sich Monate später wieder in der Arztpraxis ein – diesmal allerdings mit chronischen Verdauungs- problemen, für die sie keine Erklärung haben.

Antibiotika wirken sich ungünstig auf die Darmflora aus

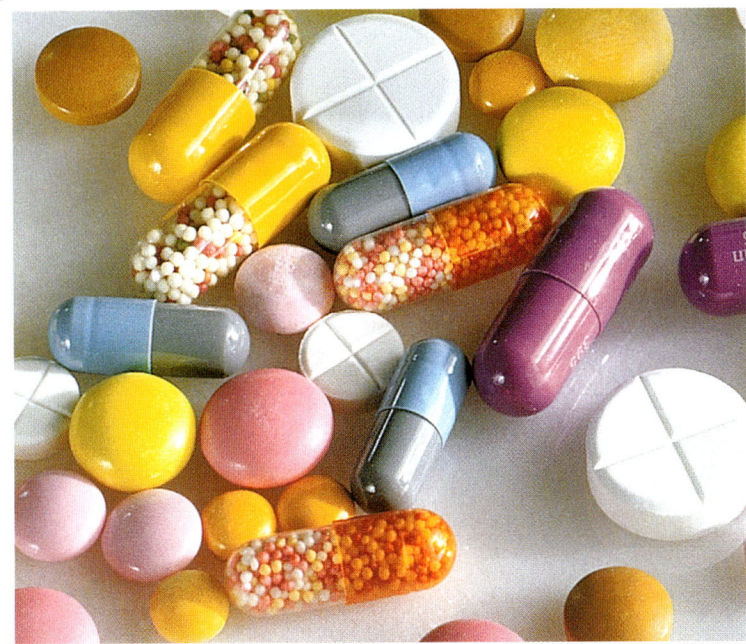

Verschie- dene Me- dikamente beeinflussen die Darm- tätigkeit nachteilig.

Die Bedeutung von Nahrungsmittelallergien

Nur ein bis zwei Prozent der Erwachsenen leiden unter Nahrungsmittel-allergien

Auch Nahrungsmittelallergien, die sich ausschließlich auf den Magen-Darm-Trakt beziehen, spielen im Zusammenhang mit dem Reizdarm-syndrom eine Rolle. Denn wird eine solche Nahrungsmittelallergie nicht erkannt und das unverträgliche Nahrungsmittel regelmäßig konsumiert, ist die Wahrscheinlichkeit, ein Reizdarmsyndrom zu entwickeln, sehr hoch. Da der Anteil nicht erkannter Nahrungsmittelallergien bei RDS-Patienten vermutlich deutlich höher liegt als in der restlichen Bevölke-rung, empfiehlt es sich, insbesondere bei hartnäckigen Beschwerden, eine gründliche allergologische Untersuchung vorzunehmen. Die Diag-nose stützt sich dabei auf die Krankheitsvorgeschichte (Anamnese), Hauttests, Bluttests, Suchdiäten und Provokationstests (siehe Seite 40) zur Ermittlung von Nahrungsmittelallergenen.

Die beiden zuletzt genannten Verfahren sind, obgleich sie länger dau-ern, die zuverlässigsten diagnostischen Mittel zum Nachweis dieser Nahrungsmittelallergie. Hauttests können hilfreich sein, erlauben aber leider nur in den seltensten Fällen eine klare Aussage über das Vorlie-gen einer Allergie. Allein der positive Provokationstest ist in diesem Fall beweisend. Auch die Krankheitsvorgeschichte und Bluttests lassen in der Regel keine konkreten Angaben über den Krankheitsauslöser zu. Teure und aufwändige diagnostische Verfahren sollten in jedem Fall

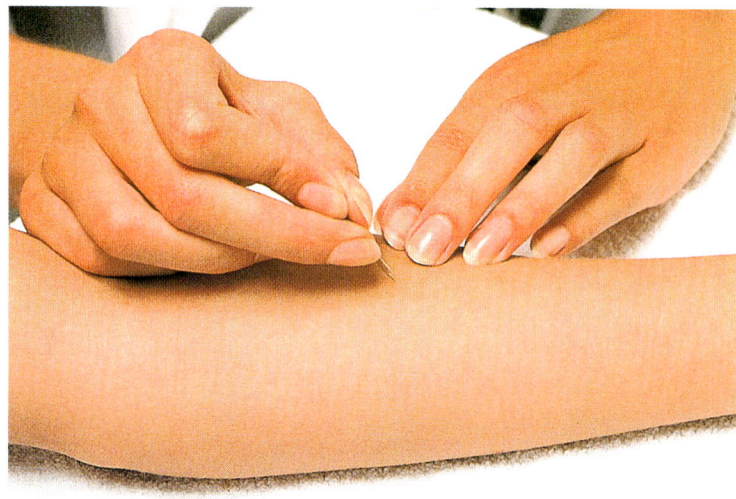

Der Haut-test – nicht immer ein sicheres Diagnose-verfahren.

Allergie-
auslösende
Nahrungs-
mittel, wie
Nüsse,
immer
meiden.

erst dann erfolgen, wenn Kohlenhydratunverträglichkeiten ausgeschlossen werden können oder entsprechende strenge Diäten nicht den erwünschten Erfolg bringen.

Die Therapie einer Nahrungsmittelallergie besteht in erster Linie darin, das allergieauslösende Nahrungsmittel zu meiden. Im Gegensatz zu den Nahrungsmittelunverträglichkeiten ist es für eine erfolgreiche Behandlung allergischer Beschwerden wichtig, auf die betroffenen Lebensmittel, wie zum Beispiel Nüsse, völlig zu verzichten, da schon kleinste Mengen der verursachenden Substanz die Verdauungsprobleme hervorrufen können. Nur wenn das Auslassen des Allergens eine Unter- beziehungsweise Fehlernährung zur Folge hat oder die Beschwerden trotz einer strengen Diät nicht vollständig unterdrückt werden können, sollten Medikamente als Therapie eingesetzt werden.

Die Bedeutung von Darminfektionen

In den letzten Jahren wurden verschiedene experimentelle Untersuchungen durchgeführt, bei denen der Einfluss von akuten Darminfektionen auf die Entstehung eines Reizdarmsyndroms untersucht wurde. Die Forscher kamen dabei zu dem Ergebnis, dass auch Infektionen des Verdauungstraktes funktionelle Störungen auslösen oder verursachen können. So verglich man zum Beispiel in einer großen Untersuchung die Daten von dreihundert Patienten, die unter einer Darminfektion litten, mit den Daten von über einer halben Million Menschen, die nicht daran erkrankt waren. Ausgelöst wurden die Infektionen durch Salmonellen oder Bakterien (Campylobakter und andere Bakterien). Ein halbes Jahr nachdem die Darminfektionen abgeklungen waren, konnte bei vier Prozent der Infektionspatienten ein Reizdarmsyndrom festgestellt werden. Der Anteil in der Kontrollgruppe gesunder Personen lag dagegen mit 0,3 Prozent deutlich niedriger. Warum es nicht bei allen Patienten, die an einer solchen Darminfektion erkrankt waren, zur Entwicklung eines Reizdarmsyndroms kam, ist derzeit noch nicht geklärt. Das Risiko, eine funktionelle Magen-Darm-Störung zu entwickeln, ist nach einer Darminfektion wesentlich erhöht. Dabei ist die Gefahr, nach einem infektionsbedingten Durchfall an einem Reizdarmsyndrom zu erkranken, umso größer, je länger der Durchfall besteht.

Je länger der Durchfall anhält, desto mehr besteht die Gefahr, ein Reizdarmsyndrom zu entwickeln

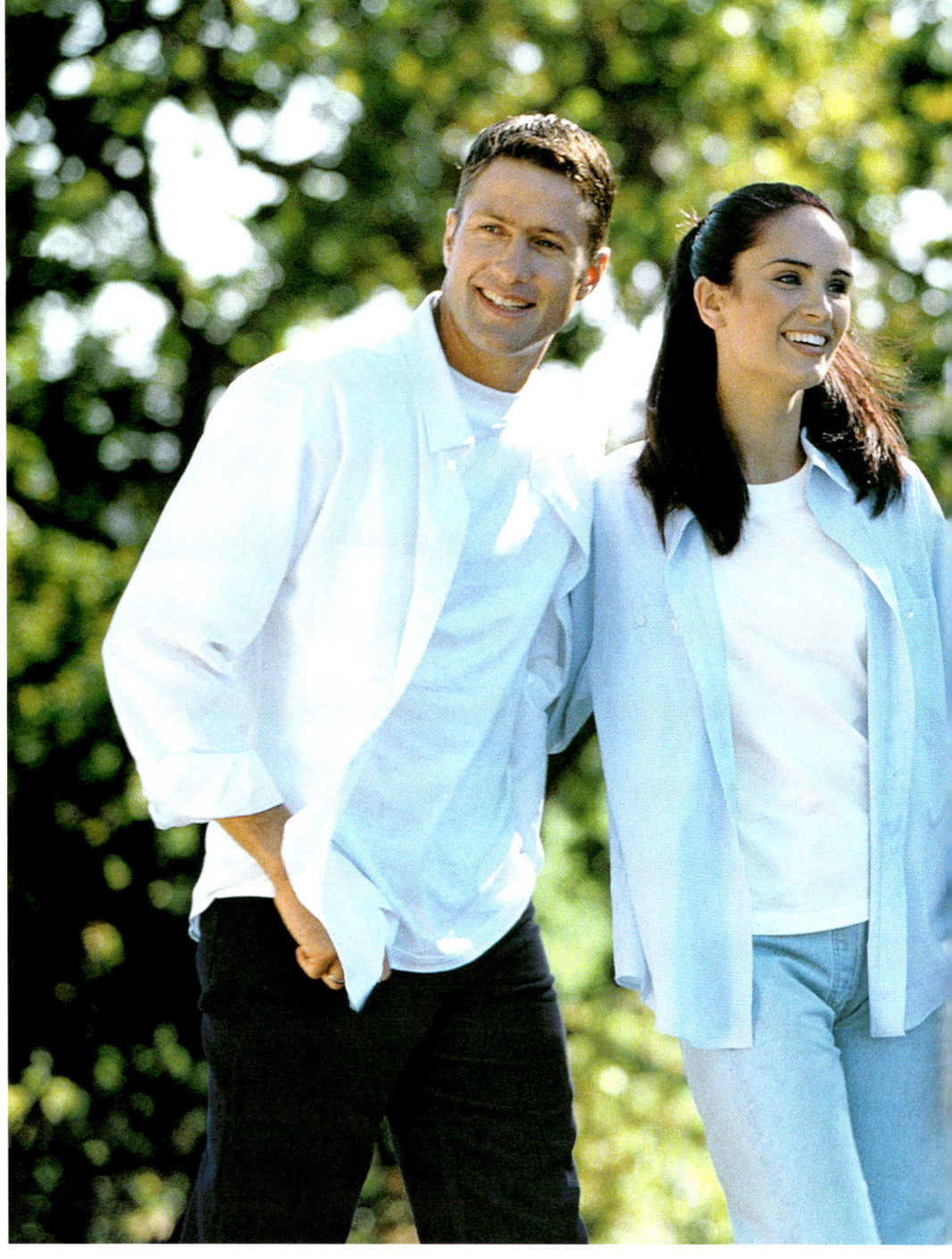

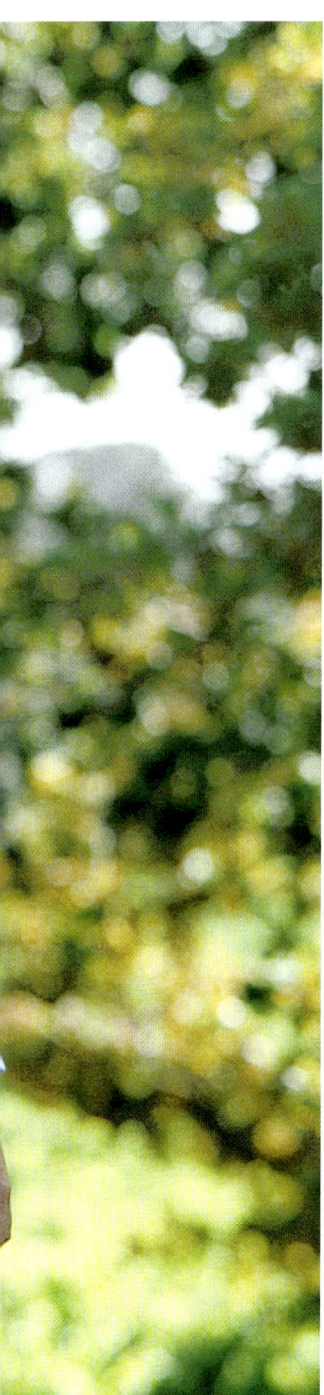

Besser leben trotz Reizdarm- syndroms

In diesem Teil des Buches erfahren Sie, wie das Reizdarmsyndrom diagnostiziert und behandelt werden kann. Darüber
hinaus lernen Sie, welchen Bei-
trag Sie selbst leisten können,
um wieder gesund zu werden,
und wie Sie Ihre lang vermisste
Lebensqualität wieder zurück-
erlangen können. Ein Fragebogen
am Ende dieses Kapitels hilft
Ihnen herauszufinden, wo die
Ursachen Ihrer Krankheit liegen.

Wie stellt der Arzt die Diagnose?

Um ein Reizdarmsyndrom nachweisen zu können, müssen andere Krankheiten ausgeschlossen werden

Alle funktionellen Störungen haben bedauerlicherweise eines gemeinsam: Sie lassen sich mit Hilfe klinischer Untersuchungsmethoden kaum oder gar nicht nachweisen. Um sie dennoch zu ermitteln, bedient man sich der so genannten Ausschlussdiagnose. Dabei wird der Patient auf andere Krankheitsbilder hin untersucht, die eine ähnliche Symptomatik wie das Reizdarmsyndrom verursachen können. Nur wenn alle Untersuchungen und Befunde unauffällig sind beziehungsweise im Normalbereich liegen, darf ein Reizdarmsyndrom diagnostiziert werden. Dass aufgrund der zahlreichen, unüberschaubaren Krankheitsauslöser immer ein minimaler Zweifel an der Diagnose Reizdarmsyndrom verbleibt, muss dabei hingenommen werden. Schließlich ist es aus medizinischen und wirtschaftlichen Gründen weder möglich noch sinnvoll, alle Patienten einer Diagnostik zu unterziehen, die nicht enden will. So wenig ergiebig Erstuntersuchungen beim Vorliegen einer funktionellen Störung auch sind, für die positive Diagnose eines Reizdarmsyndroms sind sie aber unerlässlich. Darü-

ber hinaus geben sie dem Patienten das Gefühl, dass seine Beschwerden ernst genommen werden.

Die medizinische Basisdiagnose

Bei der Erstuntersuchung stehen dem Arzt zahlreiche Verfahren zur Verfügung, über deren Einsatz er von Fall zu Fall entscheiden muss, um die wichtigsten organischen Erkrankungen auszuschließen. Zu den basisdiagnostischen Methoden, denen jeder RDS-Patient unterzogen werden sollte, gehören neben der gründlichen Befragung (Anamnese) des Patienten die körperliche Untersuchung, verschiedene Laboruntersuchungen und wenn nötig spezielle apparative Untersuchungen.

Die körperliche Untersuchung

Die körperliche Untersuchung schließt unter anderem das Abtasten der Bauchregion und die Ultraschalluntersuchung des Bauches (Sonographie) ein. Erst wenn

Die Diagnose eines Reizdarmsyndroms wird grundsätzlich klinisch gestellt

die Therapieversuche erfolglos bleiben und aufgrund der Schwere der Symptome der Verdacht auf eine organische Erkrankung besteht, kommen weiterführende Verfahren, wie zum Beispiel die Spiegelung von Magen oder Darm (Endoskopie), in Betracht.

Die Laboruntersuchung von Stuhl und Blut

Im Rahmen einer orientierenden Laboruntersuchung werden mittels einer Blutprobe Blutwerte ermittelt, aus denen der Arzt wichtige Hinweise erhält. So kann er zum Beispiel feststellen, ob eine Blutarmut (Anämie) oder eine entzündliche Störung vorliegt. Um Wurmerkrankungen oder einen Parasitenbefall ausschließen zu können, kommen ferner Stuhluntersuchungen infrage. Da auch in der Labordiagnostik unzählige, vom Einzelfall abhängige Untersuchungsmethoden zur Verfügung stehen, soll an dieser Stelle nicht näher auf sie eingegangen werden.

In der Regel kann man darauf vertrauen, dass der behandelnde Arzt seiner Sorgfaltspflicht nachkommt und wie sein Patient nur ein Ziel hat: die Ursache der Beschwerden zu ermitteln und eine geeignete Therapie einzuleiten.

Die spezielle Differenzialdiagnose

Die Verfahren, mit deren Hilfe andere mögliche Erkrankungen mit ähnlicher Symptomatik untersucht werden können, bezeichnet man in der Medizin als spezielle Differenzialdiagnostik. Inwieweit dies im Einzelfall vorangetrieben wird, ist individuell verschieden. Alarmsymptome, wie Gewichtsabnahme, Kräfteverfall oder Blutverlust, sollten durch die spezielle Differenzialdiagnostik abgeklärt werden, da sie mit einem Reizdarmsyndrom nicht zu vereinbaren sind. Besondere Bedeutung kommt hier den chronisch entzündlichen Darmerkrankungen und den Tumoren zu.

Vorsicht bei Alarmsymptomen!

WICHTIG

Von den Symptomen einer funktionellen Störung abzugrenzen sind die so genannten Befindlichkeitsstörungen. Darunter versteht man gelegentliche Magen-Darm-Beschwerden, die situativ oder unter besonderer Belastung auftreten, rasch wieder verschwinden, auf das Vermeiden von auslösenden Faktoren gut ansprechen und die Lebensqualität der Patienten auf Dauer nicht beeinträchtigen.

Wie wird das Reizdarm-syndrom behandelt?

Das Reizdarmsyndrom aus medizinischer Sicht zu verstehen ist der Schlüssel zu einer erfolgreichen Behandlung. Wenn Sie das erste Kapitel aufmerksam gelesen haben, dann besitzen Sie bereits die besten Voraussetzungen, um einen nachhaltigen Genesungsprozess in die Wege zu leiten. Doch theoretisches Wissen allein genügt nicht. Um eine funktionelle Magen-Darm-Störung wirksam zu behandeln, benötigen Sie praktische Ratschläge im Hinblick auf die Vorgehensweise – und um diesen wichtigen Teil Ihrer Therapie geht es nun.

Das Vier-Säulen-Programm

Das Behandlungsprogramm eines Reizdarmsyndroms stützt sich neben der Ausschlussdiagnose auf vier Säulen, die im Folgenden vorgestellt werden. Sie beruhen auf diätetischen, medikamentösen und psychotherapeutischen Maßnahmen sowie auf Maßnahmen, die dem körperlichen und geistigen Wohlbefinden dienen. Ziel der Behandlung sind die langfristige Beseitigung Ihrer Beschwerden und die damit ver-

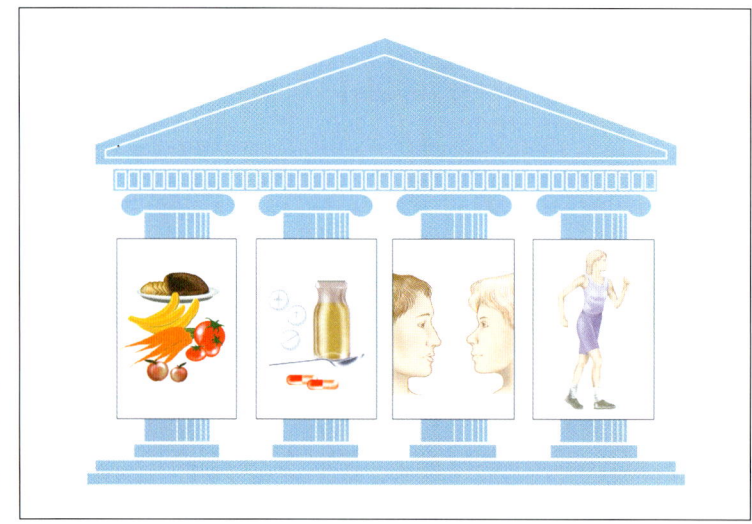

Das Vier-Säulen-Programm: Ernährung, Arzneimittel, Psychotherapie und Bewegung.

bundene Verbesserung Ihrer Lebensqualität. Oder anders ausgedrückt: Beeinträchtigungen durch einen Reizmagen oder einen Reizdarm sollten in Ihrem Leben – wenn überhaupt – nur noch eine untergeordnete Rolle spielen und von Ihnen höchstens als gelegentlich auftretende und harmlose Funktionsstörung akzeptiert werden.

Funktionelle Störungen weisen, wie Sie wissen, viele Krankheitserscheinungen auf. Sie können mit sehr vielen Symptomen einhergehen oder mit nur wenigen, dafür aber sehr stark empfundenen. Hinzu kommt die große Anzahl möglicher Auslöser, die für die Beeinträchtigungen verantwortlich sein können und deren Beseitigung wiederum individu-

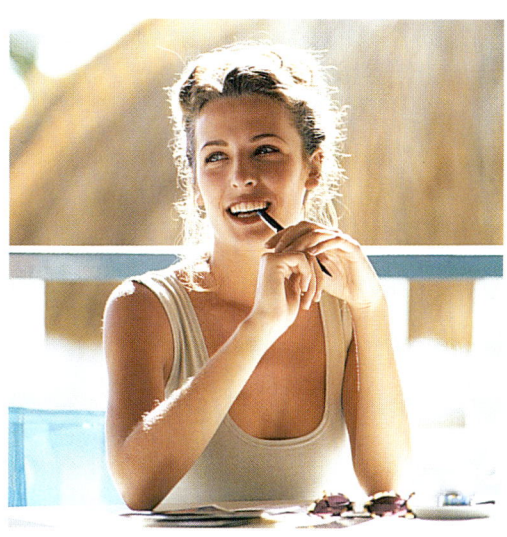

TIPP!

Auf der Suche nach den krankheitsauslösenden Faktoren hat es sich als sehr hilfreich erwiesen, über einen Zeitraum von vier Wochen ein Symptomtagebuch zu führen. Dadurch können bisher verborgene Zusammenhänge zwischen Ernährung und seelischem Befinden aufgedeckt sowie Art, Dauer und Intensität der Beschwerden gezielt erfasst werden.

elle therapeutische Schritte erfordert. Da sich hieraus unzählige Kombinationsmöglichkeiten ergeben, muss man davon ausgehen, dass es keine zwei Menschen auf der Welt gibt, bei denen das Beschwerdebild absolut identisch ist. Aus diesem Grund wäre es verantwortungslos, ausschließlich eine Behandlungsmethode mit vorgeschriebenen Verhaltensrichtlinien und festgelegten Ernährungseinschränkungen vorzugeben. Vielmehr müssen Sie für sich persönlich herausfinden, wo die Schwerpunkte ihrer Symptomatik liegen und welche Krankheitsauslöser dafür verantwortlich sind. Auch liegt es an Ihnen, durch geeignete Maßnahmen im Kampf gegen Ihre Beschwerden eine Wende einzuleiten.

Ein Symptomtagebuch kann für den Arzt und den Patienten sehr aufschlussreich sein.

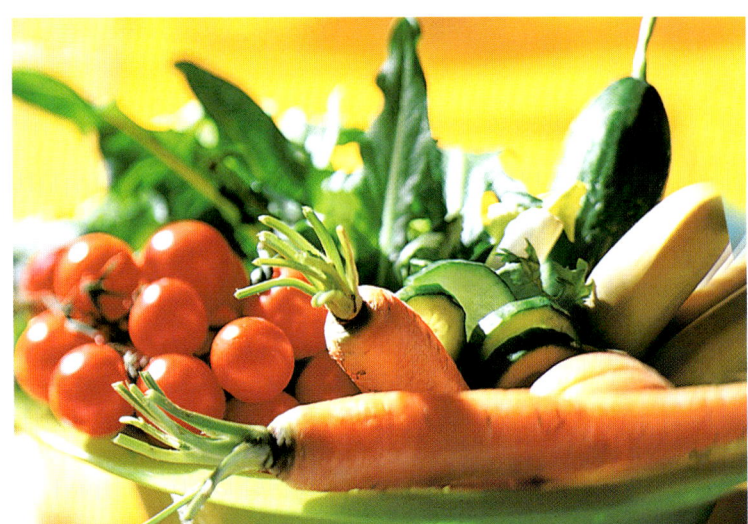

Auch sehr gesunde Nahrungsmittel können Stoffe enthalten, auf die der Darm überempfindlich reagiert.

Erste Säule – Ernährungstherapie

Aktuelle Erkenntnisse aus der RDS-Forschung geben Anlass zu neuem Optimismus: Denn Studien haben gezeigt, dass bereits durch diätetische Maßnahmen bei jedem zweiten RDS-Betroffenen eine deutliche Verbesserung der Symptomatik erzielt werden kann. Wenden Sie dieses Ergebnis auf Ihre persönliche Situation an, so können sie mit fünfzigprozentiger Wahrscheinlichkeit davon ausgehen, dass sich Ihre Beschwerden allein durch das Austesten von individuellen Nahrungsmittelunverträglichkeiten und deren Berücksichtigung in der täglichen Ernährung auf ein tolerierbares Maß reduzieren lassen. Aber auch

wenn dieser günstige Fall nicht eintritt, so werden Sie Ihre Lebensqualität mit Sicherheit schon dadurch steigern können, indem Sie die in diesem Kapitel empfohlenen Ernährungsratschläge befolgen.

Für Ihren nächsten Therapieschritt bedeutet dies, nahrungsabhängige Beeinträchtigungen festzustellen und auszuschalten. Es gilt also herauszufinden, auf welche Nahrungsmittel Ihr Verdauungstrakt überempfindlich reagiert und ab welcher Verzehrmenge die Symptome ausgelöst werden. Stellen Sie zwischen einem bestimmten Lebensmittel und Ihren Beschwerden einen Zusammenhang fest, dann müssen Sie Ihren Speiseplan für sechs bis zwölf Wochen entsprechend umstellen (RDS-Diät). Während dieser Zeit geben Sie Ihrem Körper die Gelegenheit, sich von seiner übertriebenen Reizwahrnehmung – vor allem im Hinblick auf Verdauungsvorgänge und Schmerzen – zu entwöhnen. Darüber hinaus werden Sie ein positives Lebensgefühl wieder entdecken, das Sie vermutlich schon lange vermisst haben. Diese Desensibilisierung ist ein wichtiger Bestandteil Ihrer Therapie, und sie kann auch nur gelingen, wenn Sie es schaffen, die nahrungsbedingten Störungen in dem genannten Zeitraum zu unterbinden. Ein weiterer Aspekt, der in diesem Zusammenhang ebenso von Bedeutung ist, betrifft die Regeneration der angeschlagenen Darmschleimhaut. Sie kann sich in dieser Zeit erholen, was sich günstig auf die dort lokalisierte Enzymaktivität und folglich auf die Verträglichkeit von Kohlenhydraten auswirkt.

WICHTIG

Das Wort »Diät« bedeutet übrigens nichts anderes als eine von der normalen Ernährung abweichende Krankenkost und ist nicht gleichzusetzen mit Kalorienreduktion, Gewichtsabnahme oder Verzicht.

Kohlenhydratunverträglichkeiten – fast immer im Spiel

Die häufigsten Kohlenhydratunverträglichkeiten kennen Sie ja bereits. Bei RDS-Patienten können sie zu unterschiedlich stark ausgeprägten Verdauungsproblemen führen. Andere Nahrungsmittelunverträglichkeiten haben im Vergleich zu ihnen als Auslöser für funktionelle Störungen nur eine geringe Bedeutung. Wenn Sie als Betroffener wissen, welche kohlenhydrathaltigen Nahrungsmittel Sie in welchen Mengen vertragen, so stellen diese Unverträglichkeiten in der täglichen Ernährung kein großes Problem dar. Anders verhält es sich, wenn man keine Kenntnis von seiner Kohlenhydratunverträglichkeit hat. Ist dies der Fall, dann können Alltagssituationen zur Hölle werden, und bis zur Entwicklung tief greifender funktioneller Störungen ist es dann nur noch eine Frage der Zeit. Finden Sie nun für sich heraus, ob Sie an einer Kohlenhydratunverträglichkeit leiden beziehungsweise welchen Zuckerstoff Sie nicht vertragen. Wie Sie dabei vorgehen müssen, erfahren Sie auf den nachfolgenden Seiten. Prinzipiell gilt für alle zwei der betroffenen Zuckerstoffe, dass sie für etwa zwei Wochen vom Speiseplan verbannt werden müssen.

Stellen Sie fest, ob Sie eines der Kohlenhydrate nicht vertragen

Das heikle Problem Milchzucker

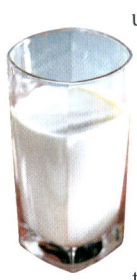

Ein Glas Milch enthält genug Milchzucker, um Beschwerden auszulösen

Wer nach dem Verzehr von acht bis zehn Gramm Milchzucker Verdauungsbeschwerden, wie Durchfall, Blähungen, Schmerzen oder Bauchgeräusche, verspürt, der leidet – nach einer offiziellen Definition – unter einer Milchzuckerunverträglichkeit. Etwa zehn Gramm Milchzucker befinden sich in einem Glas Milch (0,2 Liter). Es ist allerdings durchaus möglich, dass manche Betroffenen erst nach größeren Mengen Beschwerden bekommen. Dann spricht man zwar definitionsgemäß nicht mehr von einer Milchzuckerunverträglichkeit, doch der regelmäßige Verzehr von Milchzucker wird Ihre RDS-Problematik dennoch vorantreiben. Um herauszufinden, ob Sie von einer Milchzuckerunverträglichkeit betroffen sind, müssen Sie für zwei Wochen alle Nahrungsmittel meiden, die den Zuckerstoff enthalten (Suchdiät). Lassen die Beschwerden in diesem Zeitraum deutlich nach, so sollten Sie in der Folgezeit die RDS-Diät (milchzuckerarme Kost) durchführen. Um ganz sicher zu gehen, ob Sie Milchzucker wirklich nicht vertragen, können Sie im Anschluss an die zweiwöchige Testphase einen Provokationstest durchführen. Dazu trinken Sie auf leeren Magen mindestens ein Glas Milch oder eine in Wasser aufgelöste Menge von mindestens zehn Gramm Milchzucker. Beobachten Sie dann in den darauffolgenden Stunden Ihren Körper. Anhand der Symptome (zum Beispiel Durchfall) werden Sie sehr schnell feststellen, ob eine Milchzuckerunverträglichkeit vorliegt.

Bedenken Sie, wie schon im ersten Kapitel erwähnt, dass Sie mit der täglichen Nahrung bis zu fünfzig Gramm Milchzucker zu sich nehmen, ohne es zu wissen. Daher ist es ratsam, die Testmenge auf ein entsprechendes Maß zu erhöhen, um einen realistischen Eindruck durch die milchzuckerverursachten Beschwerden zu bekommen.

Eine Milchzuckerunverträglichkeit lässt sich auch durch ein klinisches Testverfahren nachweisen. Mit Hilfe eines H_2-Atemtests, bei dem nach der Provokation, also nach dem Verzehr von einer in Wasser aufgelösten Menge von fünfzig Gramm Milchzucker, die Wasserstoffabatmung der Lunge über einen Zeitraum von drei Stunden gemessen wird, lassen sich Rückschlüsse auf die Aufnahme von Milchzucker im menschlichen Körper ziehen. Natürlich kann es auch hier bei den Betroffenen zu heftigen Symptomen wie Durchfall kommen.

Das klinische Testverfahren – der H_2-Atemtest

Worin ist Milchzucker enthalten?

Milchzucker befindet sich nicht nur in Milch und allen daraus hergestellten Produkten, wie häufig angenommen wird, sondern **In Fertig-** auch in zahlreichen industriell **nahrungs-** hergestellten Lebensmitteln, in **mitteln** denen man keinen Milchanteil **kommt der** erwarten würde. Wurst, Saucen, **Zuckerstoff** Klöße, Backwaren, Speiseeis, Kro- **recht oft vor** ketten, Gewürzmischungen oder Fastfoodprodukte sind nur einige Beispiele dafür. Auf den Zutatenlisten von Fertigprodukten findet man Hinweise auf den Gehalt von Milchzucker beziehungsweise Laktose, häufig auch unter der Bezeichnung »Zuckerstoff« aufgeführt. Neben diesen Begriffen weisen auch Molkenpulver, Vollmilchpulver, Magermilchpulver, Molke und Molkenerzeugnisse auf einen hohen Gehalt des unverträglichen Kohlenhydrates hin. Vermeiden Sie also unbedingt Nahrungsmittel, die diese Zutaten enthalten oder auf einen Milchanteil schließen lassen.

Das heikle Problem Fruchtzucker

Die Fruchtzuckerunverträglichkeit ist ein sehr weit verbreiteter Enzymdefekt und sollte deshalb bei der Abklärung eines Reizdarmsyndroms unbedingt berücksich-

Milchzuckerhaltige Lebensmittel (in g/100 g)

Butter	0,6–0,7
Buttermilch	3,5–4,0
Crème fraîche	2,0–4,5
Dickmilch	3,7–5,3
Eiscreme	5,1–6,9
Frischkäse	2,0–3,8
Hüttenkäse	2,6
Joghurt	3,7–5,6
Kaffeesahne	3,8–4,0
Kefir	3,5–6,0
Kondensmilch	9,3–12,5
Magerquark	4,1
Milch	4,8–5,0
Milchpulver	38,0–51,5
Milchschokolade	9,5
Nougat	25,0
Pudding	2,8–6,3
Quark	2,0–3,8
Sahne (süß, sauer)	2,8–3,6
Schmelzkäse	2,8–6,3
Trinkmolke	4,7

tigt werden. Man unterscheidet die hereditäre und die intestinale Form. Erstere ist eine angeborene Störung. Da sie sehr selten vorkommt und die Betroffenen meist von ihrer schweren Erkrankung wissen, soll sie nicht Gegenstand dieser Betrachtung sein. Die intestinale Form beruht auf einem relativen Enzymmangel im Darm. Von dieser Form sind RDS-Patienten häufig betroffen.

Fruchtzucker verursacht bei einer Unverträglichkeit die gleichen Beschwerden wie Milchzucker. Dabei spielt es keine Rolle, ob er in natürlicher (Obst und Gemüse) oder industriell gewonnener Form (Süßstoffe) verzehrt wird. Auch hier ist das Beschwerdebild sowohl von der konsumierten Menge als auch von der individuellen Toleranzgrenze des Betroffenen abhängig. Aus diesem Grund kann in Bezug auf eine verträgliche Tageshöchstmenge keine allgemein verbindliche Empfehlung gegeben werden. Doch wie schon erwähnt, führen bereits geringe Einschränkungen zu einer deutlichen Besserung der Symptomatik. Verzichten Sie daher zunächst auf besonders stark fruchtzuckerhaltige Lebensmittel, wie zum Beispiel Honig oder Fruchtsäfte.

Honig weist reichlich Fruchtzucker auf

Auch die Vorgehensweise, eine Fruchtzuckerunverträglichkeit aufzudecken, gleicht der bei der Milchzuckerunverträglichkeit. Es ist also auch hier nötig, einen Suchtest und im Anschluss daran eine RDS-Diät (fruchtzuckerarme Kost) durchzuführen.

Worin ist Fruchtzucker enthalten?

Fruchtzucker ist natürlicher Bestandteil von Früchten und zahlreichen Gemüsesorten. Darüber hinaus befindet er sich in Honig,

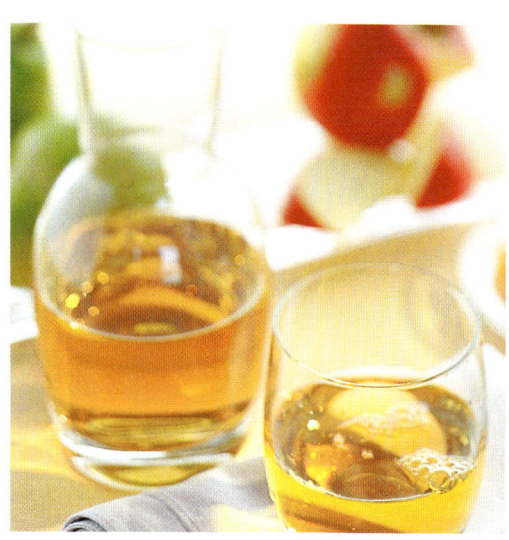

Fruchtsäften, Joghurts, Ketchup, Tomatenmark, Kompotten, Marmeladen, Süßwaren, Limonaden, Cola und Likören.

Da der süße Zuckerstoff als Austauschstoff für Haushaltszucker verwendet wird, enthalten auch die meisten kalorienreduzierten und diätetischen Nahrungsmittel größere Mengen davon. Die Aussage »zuckerfrei«, die häufig auf kalorienreduzierten Fertigprodukten zu lesen ist, bezieht sich übrigens ausschließlich auf den Haushaltszucker. In einigen Fällen sind diese Lebensmittel sogar mit sehr viel Fruchtzucker gesüßt.

Genauere Angaben über den Gehalt von Fruchtzucker einiger Nahrungsmittel finden sie auf der nebenstehenden Tabelle.

Provokationstest mit Apfelsaft.

Fruchtzuckerhaltige Lebensmittel (in g/100 g)

Fruchtzucker ist in Obst und vielen Gemüsen enthalten

Gemüse

Blumenkohl	0,9
Bohnen	1,3
Broccoli	1,0
Feldsalat	0,2
Kartoffeln	0,6
Kohlrabi	1,2
Kohlrüben	0,6
Kürbis	1,3
Möhren	1,3
Paprikaschoten	1,3
Radieschen	0,7
Sauerkraut	0,2
Tomaten	1,4
Zuckermais	0,4
Zwiebeln	1,3

Obst

Ananas	2,4
Apfel	5,1
Apfel, getrocknet	28,6
Apfelmus	7,5
Apfelsinen	2,6
Aprikosen	0,9
Aprikosen, getrocknet	4,9
Banane	3,4
Birne	6,7
Brombeeren	3,1
Datteln, getrocknet	24,9
Erdbeeren	2,3
Grapefruit	2,1
Hagebutten	7,3
Heidelbeeren	3,4
Honigmelone	1,3
Johannisbeeren, rot	2,5
Johannisbeeren, schwarz	3,1
Kirschen	4,3
Kiwis	4,6
Mandarinen	1,3
Mirabellen	4,3
Pfirsich	1,2
Pfirsich, getrocknet	7,5
Pflaumen	2,0
Pflaumen, getrocknet	9,4
Preiselbeeren	2,9
Rosinen	31,6
Stachelbeeren	3,3
Süßkirschen	6,1
Wassermelone	3,9
Weintrauben	7,4
Zitrone	1,3

Getränke

Ananassaft	3,6
Apfelsaft	6,4
Apfelsinensaft	2,8
Cola	2,1
Grapefruitsaft	4,2
Rotwein	0,3
Traubensaft	8,3
Weißwein	0,4

Konfitüren und Honig

Aprikosenkonfitüre	13,5
Brombeerkonfitüre	20,1
Erdbeerkonfitüre	18,6
Heidelbeerkonfitüre	19,9
Honig	38,8
Kirschkonfitüre	21,7
Pflaumenmus	16,2

Fettreiche Ernährung wirkt wie ein Abführmittel

Wie Sie ja schon wissen, ist Fett ein sehr schwer verdaulicher Nahrungsmittelbestandteil. Für RDS-Patienten ist es daher unumgänglich, diesem Energielieferanten in der Ernährungstherapie erhöhte Aufmerksamkeit zu schenken. Nach allgemeinen Ernährungsempfehlungen sollte die täglich konsumierte Fettmenge achtzig Gramm nicht übersteigen. Zu den offensichtlichen Fettlieferanten zählen Öl, Butter, Speck, Sahne und Margarine. Zu den versteckten Fetten, die für unseren Organismus ebenso belastend sind, gehören Fleisch, Wurst, Käse, Eier, Nüsse, Süß- und Backwaren. Als Faustformel gilt, dass die Menge der versteckten Fette in der täglichen Nahrung in etwa die Hälfte der gesamten Fettaufnahme ausmachen. Da Fett als Geschmacksverstärker in unzähligen Lebensmitteln verwendet wird, liegt der durchschnittliche Fettverbrauch bedeutend höher als achtzig Gramm pro Tag. Als RDS-Betroffener sollten Sie zur Verminderung Ihrer Beschwerden den Fettkonsum gegenüber den allgemeinen Empfehlungen deutlich senken. Als Anreiz dazu dient Ihnen natürlich zum einen die Aussicht auf eine beträchtliche Verbesserung Ihrer Lebens-

Die versteckten Fette

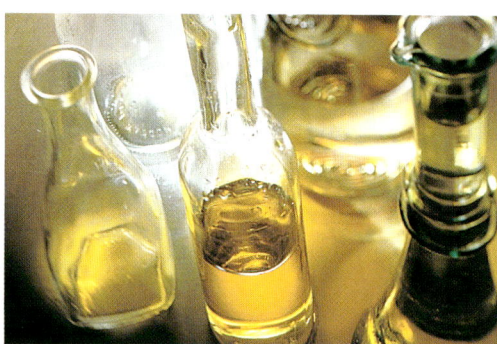

qualität, da die Anzahl und Schwere durchfallartiger Beschwerden sowie die Intensität krampfartiger Schmerzen und magenspezifischer Beeinträchtigungen deutlich verringert werden können. Und zum anderen interessiert Sie vielleicht auch die Tatsache, dass nach neuesten medizinischen Erkenntnissen fast ausnahmslos überschüssige Fett- und Alkoholkalorien – und nicht wie bisher angenommen auch die der Kohlenhydrate – für die Entstehung von Fettpolstern und Übergewicht verantwortlich sind. Nehmen Sie sich also für die Zukunft die nachfolgenden Tipps zur Verringerung der Fettaufnahme zu Herzen, und finden Sie heraus, welche positive Wirkung das bewusste Vermeiden von fettreicher Kost auf Ihre Verdauungsprobleme hat.

Fett, Öl, Butter und Margarine
● Verwenden Sie alle Arten von Fett nur sehr sparsam und stets

Pflanzliche Öle sind zwar gesund, trotzdem sollten sie beim Reizdarmsyndrom sparsam verwendet werden.

nur dort, wo es sich nicht vermeiden lässt.

● Prüfen Sie über einen Zeitraum von ein bis zwei Wochen, wie viel Fett oder Öl Sie beim Kochen und Braten verbraucht haben.

● Verwenden Sie zum Braten ausschließlich beschichtete Pfannen, um Fett oder Öl einzusparen.

● Ziehen Sie pflanzliche Öle, wie Sonnenblumen-, Distel-, Maiskeim- oder Sojaöl, gehärteten Fetten vor.

● Versuchen Sie nicht, täglich ein bestimmtes Pensum an Fett zu unterbieten, sondern lernen Sie, mit fettreichen Nahrungsmitteln umzugehen, indem Sie deren Verbrauch gezielt einschränken.

● Ersetzen Sie Brotaufstriche, wie Butter oder Margarine, durch Quark, Senf oder Tomatenmark.

● Vermeiden Sie gehärtete Margarine, Schweineschmalz und Mayonnaise.

Fleisch, Wurst und Fisch

● Verringern Sie den Verbrauch tierischer Lebensmittel zu Gunsten pflanzlicher Nahrung.

Beim Einkauf von Lebensmitteln immer auf den Fettgehalt achten

● Achten Sie bei allen Lebensmitteln immer auf den versteckten Fettgehalt.

● Ziehen Sie mageres Fleisch, wie zum Beispiel Geflügel oder Carpaccio, fetthaltigen Sorten vor.

● Verzichten Sie auf das Panieren von Fisch oder Fleisch. Dünsten oder garen ist besser.

● Lassen Sie Fleisch nach dem Braten eine Weile abtropfen.

● Meiden Sie Wurstsorten mit besonders hohem Fettgehalt, wie zum Beispiel Leberwurst, Leberkäse oder Bratwurst.

● Verzehren Sie Geflügel nach Möglichkeit ohne Haut.

Geflügel ohne Haut essen

● Essen Sie höchstens ein bis zweimal pro Woche Fleisch, und kaufen Sie nur mageres Fleisch. Entfernen Sie alles sichtbare Fett.

● Ersetzen Sie Fleischgerichte durch Fisch. Empfehlenswert sind Kabeljau, Zander, Schellfisch und Barsch.

Milchprodukte

● Achten Sie beim Kauf von Milch und Milchprodukten auf einen geringen Fettanteil. Zu empfehlen sind entrahmte Milch und daraus hergestellte Produkte.

● Wählen Sie Schnittkäsesorten mit einem Fettanteil unter dreißig Prozent Trockenmasse.

Salate

● Salat hat einen bemerkenswerten Eigengeschmack. Als Geschmacksträger reichen deshalb schon kleinste Mengen pflanzliches Öl aus.

● Machen Sie Ihren Salat mit Joghurt und Kräutern anstatt mit Fertigmarinade an.

● Bestellen Sie Ihren Salat im Restaurant immer ohne Dressing, und machen Sie ihn selbst an.

Obst ist ideal für eine fettarme Kost.

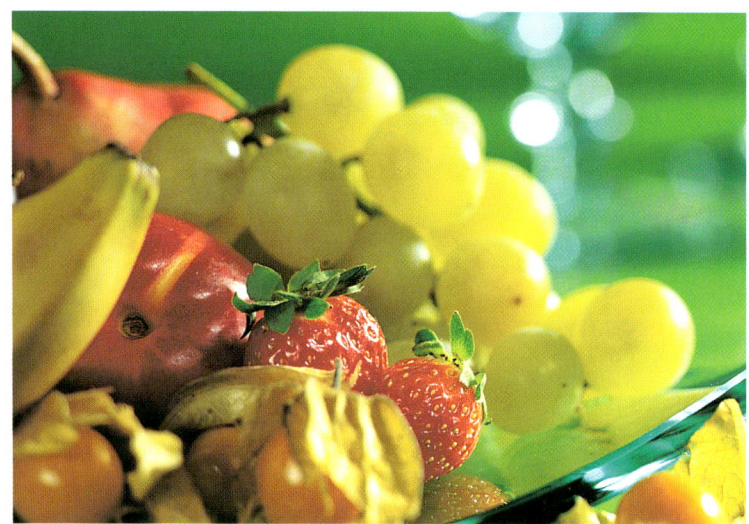

Obst und Gemüse
● Bereiten Sie so oft wie möglich frische, kurz gelagerte Lebensmittel zu.
● Alle Obst und Gemüsesorten – außer Oliven und Avocados – haben einen geringen Fettanteil und sind daher für die fettarme Ernährung bestens geeignet.
● Bei Nüssen ist besondere Vorsicht geboten. Sie besitzen einen hohen Fettgehalt.
● Samen und Nüsse in Müslimischungen erhöhen ebenfalls das Fettkonto. Zudem werden sie mit Milch verzehrt.

Weitere Fettlieferanten
● Vermeiden Sie Fertiggerichte, es sei denn, sie weisen einen niedrigen Fettgehalt auf. Bereiten Sie Ihre Speisen am besten selbst zu.

● Streichen Sie Pizzas und Fertigbaguettes von Ihrem Speiseplan. Eine Salamipizza enthält zirka sechzig Gramm Fett, das entspricht dem Inhalt einer halben Tasse.
● Verzichten Sie auf frittierte Lebensmittel. Sie saugen das Frittierfett in sich auf.
● Ersetzen Sie Pommes Frittes mit Mayonnaise doch einfach durch Kartoffeln mit Quark.
● Bevorzugen Sie Brot, Reis, Nudeln und klare Suppen. Verwenden Sie beim Kochen von Nudeln kein Öl.
● Kaufen Sie Brot ohne Sonnenblumenkerne, Nüsse, Sesam oder Mohn.
● Ersetzen Sie Süßigkeiten durch Knabbergebäck, wie Salzstangen, oder Brezen.

Fetthaltige Lebensmittel (Fettgehalt in g/100 g)

Milch und Milchprodukte		Wurstwaren	
H-Milch (3,5 %)	3,5	Bratwurst	28,8
H-Milch, entrahmt	0,1	Leberkäse	27,5
Molke, süß	0,2	Leberwurst	29,2
Sahne, sauer	10,0	Mettwurst	37,2
Sahne, süß	30,0	Salami	33,0
Doppelrahmfrischkäse	28,0	Speck	65,0
Edamer (45 % Fett i. Tr.)	25,4		
Gouda (40 % Fett i. Tr.)	22,3	Fisch	
Tilsiter (45 % Fett i. Tr.)	25,4	Kabeljau	0,4
		Schellfisch	0,6
Öl und Fett		Thunfisch in Öl	20,9
Butter	83,2	Tintenfisch	0,8
Schweineschmalz	99,7	Barsch	0,8
Margarine	80,0	Forelle	2,7
Diät-Margarine	80,0	Lachs	13,6
Halbfettmargarine	40,0	Zander	0,7
Olivenöl	99,6		
Mayonnaise	50,0–80,0	Brot und Backwaren	
		Roggenbrot	1,0
Fleisch und Geflügel		Weizentoastbrot	4,5
Kalbsfilet	1,4	Laugenbrezen	1,8
Kalbsschnitzel	1,8	Blätterteig	25,0
Rinderfilet	4,0	Kleingebäck	26,7
Rindergehacktes	14,0		
Schweinefilet	2,0	Getreide, Nüsse, Samen	
Schweinebauch	29,0	Haferflocken	8,0
Schweineschnitzel	1,9	Müslimischung	10,0
Entenfleisch	17,2	Erdnüsse	48,1
Gänsefleisch	31,0	Haselnüsse	61,0
Brathuhn	9,6	Mandeln	54,0
Hühnerbrust mit Haut	6,2		
Hühnerkeule mit Haut	11,2	Süßigkeiten	
Truthahn	15,0	Vollmilchschokolade	30,0
Putenbrust ohne Haut	1,0	Kartoffelchips	39,4

Nüsse sind
besonders
fettreich

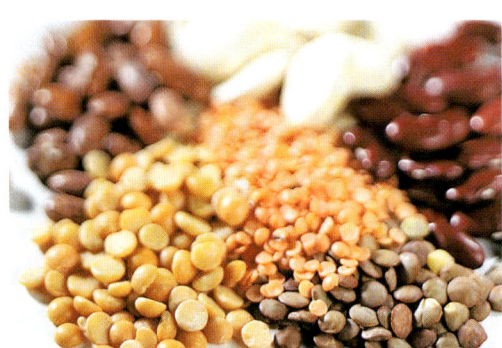

Hülsenfrüchte werden schlecht vertragen.

als Bauchschmerz wahrgenommen, die Fettsäuren, die die Darmbewegung anregen, verursachen durchfallartige Beschwerden, und nicht zuletzt binden die Ballaststoffe vermehrt Wasser, was zu erhöhtem Stuhlvolumen und infolgedessen zu Stuhldrang führt. Meiden Sie deshalb während Ihrer RDS-Diät alle Arten von Hülsenfrüchten und Kohlgemüse.

Finger weg von Hülsenfrüchten und Kohlgemüse

Hülsenfrüchte und Kohlgemüse besitzen reichlich Ballaststoffe, die für den menschlichen Organismus unverdaulich sind und darum im Dickdarm bakteriell zersetzt werden. Bei diesem Vorgang entstehen wie bei der Milch- und Fruchtzuckerunverträglichkeit Stoffwechselprodukte, die zu harmlosen, aber insbesondere für RDS-Patienten gravierenden Beeinträchtigungen der Verdauung führen.

Gesunde Menschen verspüren nach dem Genuss von Hülsenfrüchten und allen Arten von Kohlgemüse allenfalls Blähungen sowie eine beschleunigte Verdauung. RDS-Patienten dagegen empfinden die Gas- und Säureentwicklung, die der bakteriellen Zersetzung von Kohlenhydraten und Ballaststoffen folgt, krankheitsverstärkend. Die gasbedingte Auswölbung der Darmwände wird

Ballaststoffe – Fluch und Segen zugleich

Von Ernährungsfachleuten werden die Ballaststoffe – auch Faserstoffe, Pflanzenfasern oder Nahrungsfasern genannt – als natürliches Heilmittel zur Behebung und Linderung von Verdauungsbeschwerden empfohlen. Darüber hinaus werden ihre gesundheitsfördernden Eigenschaften immer wieder betont. Man sagt ihnen nach, Gallensäuren, Cholesterin und Schadstoffe zu binden und somit aus dem Körper zu schaffen. Ihr durch die Wasserbindung zunehmendes Volumen regt die Darmmotorik an und verkürzt damit die Transitzeit der Nahrung. Außerdem wirken sie sich günstig auf die Darmbakterien aus. Ballaststoffe sind ein elementarer Bestandteil gesunder Ernährung und sollten deshalb in besonderem Maße auf dem Speiseplan berücksichtigt werden.

Bei Menschen mit Reizdarmsyndrom gibt es hierzu allerdings einiges zu bedenken, denn gerade die für gesunde Menschen vorteilhaften Eigenschaften von Pflanzenfasern stellen für RDS-Patienten, wie schon beschrieben, häufig ein Problem dar.

Nach zahlreichen Untersuchungen zur Frage, ob eine Erhöhung oder eine Verminderung der Ballaststoffmenge in der RDS-Diät sinnvoll ist und wie sich diese Maßnahmen auf die unterschiedlichen RDS-Ausprägungen dieser Krankheit auswirken, kam man zu dem Schluss, dass eine allgemein gültige Ernährungsempfehlung für Ballaststoffe nicht gegeben werden kann. Zu unterschiedlich sind die Verlaufsformen des Reizdarmsyndroms und zu verschieden die individuellen Empfindungen der Patienten.

Leiden Sie in erster Linie unter Verstopfung, kann sich eine Erhöhung der Fasermenge als sehr positiv erweisen. Bei einem durchfallbetonten Beschwerdebild kann man diese Empfehlung nicht immer geben, da sich die Symptome vielleicht verschlimmern. Wenn Sie hingegen hauptsächlich unter Schmerzen leiden, kann eine ballaststoffreiche Diät die Beschwerden sogar deutlich verstärken. Besonders heikel wird es, wenn Durchfall und Verstopfung im Wechsel auftreten. In diesem Fall empfiehlt es sich, mit diätetischen Maßnahmen das Symptom positiv zu beeinflussen, welches die größeren Beeinträchtigungen verursacht.

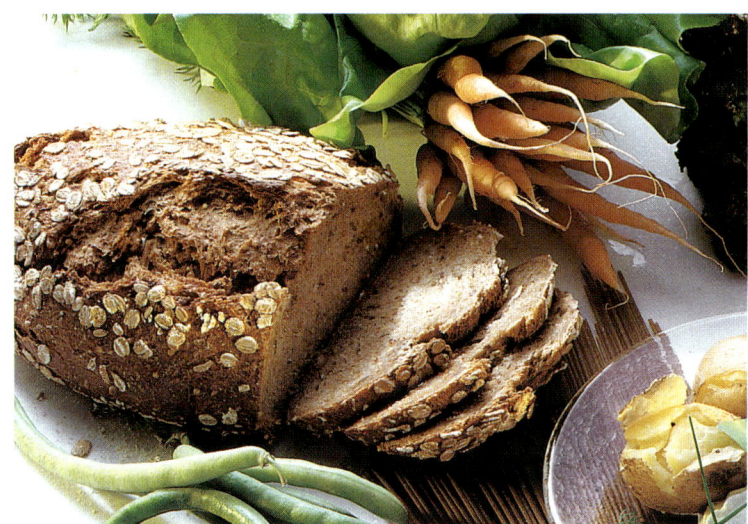

Ballaststoffhaltige Nahrungsmittel können die Symptome verstärken.

Allgemeingültige Ernährungsratschläge können nicht gegeben werden

Wie man sieht, lässt sich leider keine einheitliche Diät zur Behandlung Ihrer Beschwerden vorgeben. Es kommt daher sehr auf Ihre Mitarbeit in der Ernährungstherapie an. Finden Sie für sich heraus, ob eine ballaststoffreiche Kost eine Besserung mit sich bringt oder ob Sie eher von einer faserarmen Schonkost profitieren. Welche Nahrungsmittel besonders viele Pflanzenfasern enthalten und wie Sie möglichst schonend eine Erhöhung der Ballaststoffmenge erreichen, erfahren Sie in den folgenden Praxistipps.

● Da Ballaststoffe gewöhnungsbedürftig sind und vor allem bei RDS-Patienten ungewollte Nebenwirkungen verursachen können, empfiehlt sich eine langsame und schonende Einführung über einen Zeitraum von vier bis acht Wochen. Eine zu schnelle Umstellung kann unter Umständen zu Durchfall und Blähungen führen.

● Starten Sie mit einer begrenzten Anzahl ballaststoffreicher Lebensmittel, wie Kartoffeln, Vollkornbrot, Vollkornreis und grünem Salat, und erhöhen Sie den Faseranteil schrittweise Woche für Woche um ein bis zwei weitere Ballaststoffträger.

● Durchschnittlich werden mit der modernen Kost pro Tag zirka fünfzehn bis zwanzig Gramm Faserstoffe aufgenommen. Empfehlenswert sind – bei guter Verträglichkeit – mindestens dreißig Gramm pro Tag. Zum Vergleich: Vor hundert Jahren betrug die tägliche Ballaststoffaufnahme noch achtzig bis hundert Gramm.

● Da Ballaststoffe viel Wasser brauchen, um aufquellen zu können, sollten Sie täglich mindestens zwei Liter Flüssigkeit trinken. Dies unterstützt bei Verstopfung zusätzlich die Verdauung und sichert bei Durchfall eine ausreichende Versorgung mit lebenswichtigen Mineralstoffen.

Viel trinken ist wichtig

● Wenn Sie auf Ihrem Speiseplan den Fleischverbrauch reduzieren und dafür den Anteil pflanzlicher Produkte erhöhen, vergrößert sich automatisch die Ballaststoffmenge in Ihrer täglichen Ernährung.

● Ballaststoffe, wie zum Beispiel Samenprodukte, sollten nie ohne eine ausreichende Menge an Flüssigkeit eingenommen werden, da sie ansonsten im Darm verkleben und schlimmstenfalls einen Darmverschluss verursachen können.

● Haferschleim, Leinsamen, Kleie oder Flohsamen werden von den Darmbakterien kaum zersetzt und verursachen dadurch fast keine lästige Gasentwicklung. Sie lassen sich gut in Joghurt, Saft oder Suppen einrühren.

Ballaststoffreiche Lebensmittel (in g/100 g)

Apfel	2,5
Apfel, getrocknet	16,0
Birne	3,0
Blumenkohl	3,0
Bohnen, getrocknet	17,0
Brokkoli	3,0
Champignons	3,0
Erbsen	4,5
Erdnüsse	7,0
Karotten	3,0
Kartoffeln	2,0
Kartoffeln, süß	7,0
Kleie	39,0
Knäckebrot	21,0
Kopfsalat	2,0
Lauch (Porree)	3,5
Leinsamenbrot	7,5
Mais	9,0
Mandeln	33,0
Pumpernickel	10,0
Roggenbrot	11,0
Roggenmischbrot	7,0
Roggenvollkornbrot	8,5
Rosenkohl	4,5
Sauerkraut	2,0
Spargel	1,5
Spinat	3,5
Steinpilze	3,0
Toastbrot	2,0
Tomaten	2,0
Vollkornbrötchen	6,0
Weintrauben	1,5
Weizenmischbrot	7,0
Wirsing	3,0

Was Sie sonst noch beachten sollten

Die wichtigsten RDS-Auslöser und Gegenmaßnahmen zu deren Eindämmung kennen Sie nun bereits. Es gibt aber noch eine Reihe weiterer Punkte, die Sie vor allem in den ersten ein bis zwei Monaten Ihrer Diät beachten sollten. Lesen Sie sich in Ruhe die nachfolgenden Hinweise durch, und entscheiden Sie, welche Ratschläge und Maßnahmen Sie in Ihrer persönlichen RDS-Diät zusätzlich berücksichtigen sollten.

● Auch Natriumglutamat, eine weit verbreitete Speisewürze, die hauptsächlich in der chinesischen Küche Verwendung findet, kann bei empfindlichen Menschen Beschwerden verursachen.

● Der Zuckeraustauschstoff Sorbit kann bei einem Reizdarmsyndrom ebenfalls eine Rolle spielen. Der Konsum dieses Süßstoffes kann in größeren Mengen abführend wirken. Eine Einschränkung künstlicher Süßstoffe hat bei vielen RDS-Patienten eine positive Wirkung zur Folge.

Künstliche Süßstoffe besser einschränken

● Erweisen sich Ihre Beeinträchtigungen als äußerst hartnäckig, dann kann eine weitere Abklärung bezüglich Nahrungsmittelallergien nützlich sein.

● Auch Pseudoallergien, wie zum Beispiel die Histaminunverträglichkeit, können RDS-Symptome auslösen und lassen sich durch die übliche Diagnostik nicht nachweisen. Verdauungsbeschwerden nach dem Verzehr von stark histaminhaltigen Lebensmitteln, wie Hefe, Sauerkraut, Thunfisch, alten Käsesorten oder Rotwein, können ein Hinweis darauf sein.

● Bei leichten Beschwerden lohnt sich eine übertriebene Diät nicht. Lernen Sie die möglichen Auslöser kennen, aber vermiesen Sie sich nicht die Freude am Genuss.

● Bemühen Sie sich – auch wenn es Ihnen schwierig erscheint – trotz der Einschränkungen um eine ausgewogene und nährstoffreiche Diät.

Tees wirken Wunder

● An beschwerdereichen Tagen verschaffen Ihnen magenfreundliche Tees, wie Lavendel, Kamille, Pfefferminze oder Fenchel, und eine Wärmflasche auf dem Bauch Linderung.

● Gehen Sie mit scharfen Gewürzen, wie Pfeffer, Curry und Chili, sparsam um.

● Vermeiden Sie eine zu einseitige Ernährung. Sie führt zu Mangelzuständen.

● Verzichten Sie auf blähende Lebensmittel, wie Artischocken, Beerenobst, Feigen, Hefe und Steinobst. Auch Nahrungsmittel, wie Bananen, Kartoffeln, Schalentiere, Mais, Weintrauben, Nougat, Marzipan, Weizen und Hafer, verursachen bei einigen RDS-Patienten Magen-Darm-Beschwerden.

● Ernähren Sie sich in schweren Zeiten von Tee, Zwieback und Reissuppe.

● Zitrusfrüchte und daraus hergestellte Getränke verstärken wegen ihres Säuregehaltes die Symptomatik bei einem Reizmagen.

● Meiden Sie möglichst auch Apfelsaft.

● Reduzieren Sie starken Zuckerkonsum. Zusammen mit Vollgetreide kann er blähend wirken.

Leichte Kost hilft

Was Sie trinken dürfen

● Besonders zu empfehlen sind ungesüßte Kräutertees – entweder warm oder kalt getrunken. Ein kleiner Tipp: Morgens eine Kanne Tee aufgießen und über den Tag verteilt trinken.

● Ebenfalls gesundheitsfördernd ist kohlensäurearmes Mineralwasser. Trinken Sie es niemals kalt, sondern zimmertemperiert

● Fruchtsäfte sollten Sie nur gelegentlich genießen.

● Alkohol, Kaffee, schwarzer Tee, stark kohlensäurehaltige und gezuckerte Getränke, wie Limonaden oder Cola, sollten – wenn überhaupt – nur in kleinen Mengen zu sich genommen werden.

Die lieben Sünden – Alkohol, Koffein, Nikotin

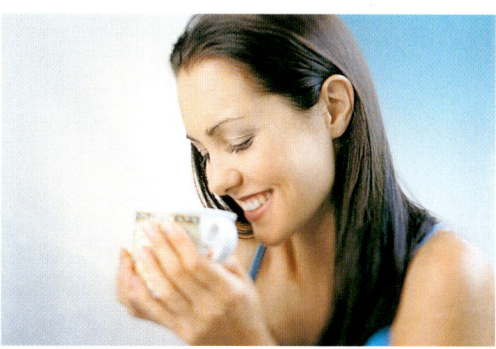

Gerade bei den gesellschaftlich akzeptierten Genussmitteln ist eine Einschränkung meist nur mit besonderer Disziplin möglich. Doch die positive Wirkung, die während der Umstellungsphase auf den Organismus und damit insbesondere auf den Magen-Darm-Trakt ausgeübt wird, erleichtert Ihnen die Entwöhnung.

● Koffein kann bei einem Reizdarmsyndrom ein Hauptauslöser sein. Stellen Sie daher den Kaffee- und Colakonsum am besten gleich ein. Sie werden sehr schnell feststellen, dass sich Ihre Verdauungsbeschwerden deutlich verringern. Und schon nach ein bis zwei Wochen werden Sie dieses Genussmittel sehr viel bewusster und seltener – wenn überhaupt noch – verwenden. Übrigens, der therapeutische Effekt ist bei dieser Entwöhnungsvariante am größten.

● Nikotin verstärkt die Symptome eines Reizmagens besonders. Denken Sie über eine Reduktion Ihres Zigarettenkonsums nach, oder stellen Sie als Zeichen eines gesundheitlichen Neuanfangs das Rauchen ganz ein. Kostenlose Hilfestellungen hierzu erhalten Sie bei den meisten Krankenkassen.

● Alkohol sollten Sie am besten nur in kleinen Mengen und vor allem niedrigprozentig genießen. Studien belegen, dass es einen direkten Zusammenhang zwischen regelmäßigem Alkoholkonsum und Durchfall gibt. Zur Abschreckung: Da Alkohol die Fettverbrennung bremst, führt er bei Energieüberschuss direkt zur Gewichtszunahme.

Am besten mit dem Rauchen aufhören

Trinken Sie statt schwarzem Tee ungesüßten Kräutertee.

Essregeln – eine sinnvolle Hilfe

Auch wenn Sie glauben, in Ihrer Kindheit bereits alles Erforderliche über das Einnehmen von Mahlzeiten gelernt zu haben, so werden Sie in diesem Abschnitt dennoch einige hilfreiche Ratschläge über das Essen finden. Sie haben zum Ziel, dem Verdauungstrakt seine Arbeit so leicht wie möglich zu machen und damit die Verträglichkeit von Speisen zu erhöhen.

● Bereiten Sie Ihre Mahlzeiten ansprechend zu, und nehmen Sie sich Zeit zum Essen.

● Essen Sie langsam, und achten Sie darauf, wie lange Sie für einen Bissen brauchen. Je länger Sie an einem Stück kauen, um so besser ist es für den Magen vorbereitet.

● Wer beim Essen redet, arbeitet, fernsieht oder liest, der isst meist schneller und nicht mit der nötigen Aufmerksamkeit. Schlingen Sie Ihre Mahlzeiten auch nicht hinunter, um schnellstmöglich wieder einer anderen Tätigkeit nachgehen zu können.

● Optimal für eine gesunde Verdauung sind fünf Mahlzeiten pro Tag: davon morgens, mittags und abends jeweils eine große und dazwischen jeweils eine kleine Mahlzeit. Je umfangreicher eine Mahlzeit ist, umso größer ist die Verdauungsarbeit, die Ihr Körper dazu leisten muss.

● Meiden Sie vor allem zu heiße und zu kalte Speisen.

● Trinken Sie reichlich kohlensäurearmes Mineralwasser. Dies wirkt einer Verstopfung entgegen und versorgt den Körper mit Mineralstoffen.

● Kurz vor, während oder nach einer Mahlzeit sollten Sie wenig oder am besten gar nichts trinken, um die Magensäure nicht unnötig zu verdünnen. Auf diese Weise wird die Verdauungsarbeit nicht behindert und gleichzeitig dem volumenbedingten Völlegefühl nach dem Essen vorgebeugt. Versuchen Sie also möglichst zeitversetzt zu essen und zu trinken.

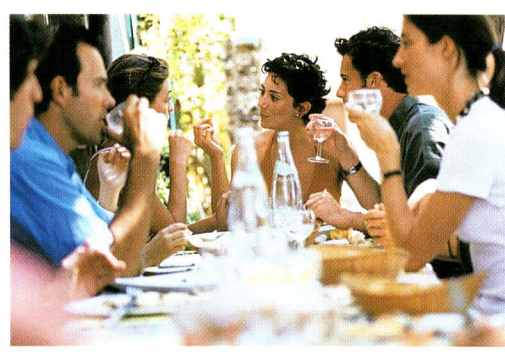

● Für den Fall, dass Sie auswärts essen: Sünden oder Ausschweifungen lassen sich nicht immer verhindern, und dazu besteht auch kein Grund. Schließlich leiden Sie nicht an einer Krankheit, die Ihnen bei Diätfehlern irreparable Schäden zufügt. Geselliges Beisammensein und Abwechslung steigern nicht nur Ihre Lebensqualität und Lebensfreude, sondern helfen Ihnen darüber hinaus, Ihre Probleme zu bewältigen. Es liegt an Ihnen, einen Mittelweg zwischen diesem Aspekt und den Beeinträchtigungen, die Sie durch ungünstige Ernährung erleiden, zu finden. Vielen Betroffenen hilft es zum Beispiel, vor dem Ausgehen eine Kleinigkeit zu essen oder sich etwas mitzubringen. Und auch am Arbeitsplatz gilt: Lieber eine eigene Mahlzeit mitbringen, als sich in der Kantine regelmäßig den Magen zu verderben.

Geselliges Beisammensein tut der Seele gut.

Zweite Säule – Arzneibehandlung

Die zweite Komponente zur Behandlung eines Reizdarmsyndroms ist die unterstützende medikamentöse Behandlung. Bevor Sie sich hier zu große Hoffnungen machen, sollte eines vorweg betont sein: Es existiert bis zum heutigen Tage nicht ein einziges Arzneimittel, welches die Beschwerden einer funktionellen Störung vollständig beseitigt. Eine medikamentöse Heilung dieser Krankheit ist folglich – zumindest im Moment – nicht möglich, wohl aber eine symptomatische Linderung der verschiedenen Beeinträchtigungen. Da sich die medizinische Forschung und mit ihr auch die Pharmaindustrie in den letzten Jahren verstärkt den medikamentösen Behandlungsmöglichkeiten des Reizdarmsyndroms zuwandte, haben sich auf diesem Gebiet auch erste Erfolge eingestellt. Welcher Art diese sind und wie sie sich in der Zukunft auf die Betroffenen auswirken werden, lesen Sie auf den Seiten 63 und 64.

Zuvor werden Sie erfahren, mit welchen pharmazeutischen Maßnahmen Sie schon heute Ihren Heilungsprozess unterstützen und eine deutliche Linderung Ihrer Beschwerden erreichen können.

Eine Linderung der Symptome ist möglich

Die Frage, ob bei funktionellen Magen-Darm-Beschwerden eine medikamentöse Behandlung angezeigt ist oder nicht, ist unter den Fachleuten noch recht umstritten. Es haben sich aber Behandlungsformen herauskristallisiert, die allgemeine Anerkennung finden und deshalb zumindest als flankierende Maßnahme neben den drei weiteren Therapiesäulen als gerechtfertigt angesehen werden dürfen.

Da das Reizdarmsyndrom ein sehr unklares Krankheitsbild darstellt, bei dem es in Einzelfällen auch zu ungeklärten Spontanheilungen kommt, werden in diesem Abschnitt auch Therapiekonzepte vorgestellt, die wissenschaftlich zwar weniger belegt sind, dafür aber einigen Betroffenen zur Heilung verholfen haben.

Ein Anspruch auf Vollständigkeit und Richtigkeit der hier genannten Therapievorschläge kann allerdings nicht erhoben werden, denn zu unterschiedlich und teils widersprüchlich ist das zugrunde liegende Datenmaterial – und darüber hinaus zu unberechenbar die Reaktion des Einzelnen auf vermeintlich angezeigte Arzneien. Der Einsatz von Medikamenten sollte sich immer an der im Einzelfall dominierenden RDS-Symptomatik orientieren. Dies stellt den Betroffenen und/oder den behandelnden Arzt besonders

Die Medikamentengabe sollte symptomorientiert sein

Die vier wichtigsten Kriterien bei der Auswahl von Medikamenten zum Schutz vor einer Fehlmedikation

- **Die dominierenden Beschwerden**
  Welche Beeinträchtigungen stellen den größten Eingriff in Ihre Lebensqualität dar?

- **Die anerkannte Wirksamkeit eines Medikamentes**
  Ist die Wirkung einer Arznei wissenschaftlich nachgewiesen, oder handelt es sich um ein Präparat, das in erster Linie denjenigen nutzt, die es herstellen oder verkaufen?

- **Die individuellen Erfahrungen**
  Sprechen Sie auf das Medikament an?

- **Die individuelle Verträglichkeit**
  Verspüren Sie unerwünschte Nebenwirkungen, die womöglich den eigentlichen Nutzen verschleiern oder übersteigen?

dann vor ein großes Problem, wenn zwei an sich gegensätzliche Beschwerden im Wechsel auftreten. Gerade in solchen Fällen ist die aktive Mitarbeit des Patienten in großem Maße gefordert. Überzogene Erwartungen an die Möglichkeiten der medikamentösen Therapie müssen jedoch bereits im Vorfeld abgeschwächt werden, damit Fehlversuche und Enttäuschungen, die sich bei der pharmazeutischen Behandlung einer funktionellen Störung kaum vermeiden lassen, bei den Betroffenen nicht verfrüht zu Resignation und Frustration führen. Studien zur RDS-Pharmakotherapie sind oftmals widersprüchlich und aufgrund kleiner Fallzahlen wenig aussagekräftig.

Herausgestrichen werden in vielen Untersuchungen das uneinheitliche Patientenverhalten und die hohe Ansprechrate auf Plazebos, also auf Scheinmedikamente, deren Nutzen sich lediglich auf eine psychologische Wirkung beschränkt. Begründet wird die hohe Plazeboansprechrate allerdings auch mit der deutlich größeren Zuwendung, welche die Testpatienten durch die untersuchenden Ärzte erfahren. Trotz allem kann eine medikamentöse Behandlung mit einem Scheinmedikament beim Einzelnen die Beschwerden deutlich lindern. Dennoch ist es dem Arzt nicht erlaubt, Plazebopräparate bewusst als Medikamente einzusetzen.

Plazebos – psychologischer Nutzen

Medikamentöse Therapieempfehlungen

Im folgenden Abschnitt werden die wichtigsten medikamentösen Behandlungsmaßnahmen beim Reizmagen- und Reizdarmsyndrom entsprechend ihrer Symptomschwerpunkte dargestellt.

Reizmagensymptomatik

Beim Reizmagensyndrom unterscheidet man zwischen säuretypischen Beschwerden sowie Beschwerden, die durch Bewegungsstörungen ausgelöst werden:

Säuretypische Beschwerden
- Oberbauchschmerzen
- Sodbrennen
- saures Aufstoßen

Therapie
Zur Linderung von funktionellen Beschwerden, bei denen die Überproduktion von Magensäure eine Rolle spielt, kommen säurebindende und säurehemmende Arzneien infrage.
Die säurebindenden Medikamente, so genannte Antazida, wirken einer Übersäuerung des Magens entgegen, indem sie den überschüssigen Teil der Magensäure an sich binden und damit in seiner Wirkung neutralisieren. Sie sind meist rezeptfrei erhältlich

Ohne Rezept erhältlich

und gehören zu den bekanntesten Vertretern von Magen-Darm-Präparaten.
Durch die säurehemmenden Mittel kann die Produktion von Magensäure für einen bestimmten Zeitraum, zum Beispiel für 24 Stunden, vollständig unterbunden werden. Arzneien dieser Art heißen Protonenpumpenblocker. Sie sollten wegen ihrer Nebenwirkungen nicht bedenkenlos angewendet werden. Generell ist es empfehlenswert, zunächst einen Therapieversuch mit den kaum belastenden Antazida zu unternehmen und erst nach erneuter Rücksprache mit dem Arzt auf säurehemmende Präparate zurückzugreifen.

Nebenwirkungen beachten

Beschwerden, verursacht durch Bewegungsstörungen
- Druck- und Völlegefühl
- Übelkeit
- nichtsaures Aufstoßen
- frühes Sättigungsgefühl

Therapie
Zur Therapie motorisch bedingter Magenstörungen werden so genannte Prokinetika empfohlen. Nachdem erst kürzlich die Zulassung eines bekannten und bislang hochwirksamen Wirkstoffes aus dieser Gruppe (Cisaprid) vom Bundesinstitut für Arzneimittel und Medizinprodukte we-

gen schwerer Nebenwirkungen zurückgezogen wurde, stehen noch zwei Alternativen zur Verfügung: Metoclopramid und Domperidon. Beide Präparate beschleunigen die Magenentleerung und wirken vor allem Völlegefühl entgegen. Entscheiden Sie sich für einen Therapieversuch mit einem der oben genannten Präparate, so sollten sie diese ausschließlich im Bedarfsfall und zunächst nur befristet für zwei bis vier Wochen einsetzen. Kommt es nach der Anwendung dieser Medikamente zu keiner Verbesserung der Beschwerden, so ist auch ein Therapieversuch mit säurebindenden oder säurehemmenden Präparaten denkbar. Eine medikamentöse Langzeittherapie ist beim Reizmagen in den meisten Fällen weder nützlich noch sinnvoll. Zur Linderung der Beeinträchtigungen während besonders beschwerdereicher Zeiten können sie aber durchaus empfohlen werden.

Reizdarmsymptomatik

Die medikamentöse Behandlung funktioneller Darmstörungen richtet sich wie die des Reizmagens nach den dominanten Beschwerden des Betroffenen. Dabei werden Beschwerden unterschieden, die vornehmlich mit Durchfall oder Verstopfung beziehungsweise Schmerzen oder Blähungen einhergehen:

> **Durchfalldominante Beschwerden**
> - Durchfall
> - durchfallartige Störungen
> - breiiger Stuhl
> - spontaner Stuhldrang

Therapie

Ein funktionelles Darmsyndrom, das durch das Auftreten von Durchfällen und durchfallartigen Störungen geprägt ist, kann sehr wirksam mit Hilfe von zwei Medikamentengruppen gelindert werden: Antidiarrhoika und Quellmittel.

Antidiarrhoika verlangsamen die Darmtätigkeit und bringen auf diese Weise Ruhe in den unteren Verdauungstrakt. Wasser kann dadurch verstärkt aus dem Darm in den Körper aufgenommen werden, und der Durchfall kommt zum Erliegen. Zur Behandlung eines Reizdarmes hat sich der Wirkstoff Loperamid als sehr nützlich erwiesen. Präparate dieses Typs sind teilweise rezeptfrei erhältlich und können in geringen Dosen für kurze Zeit eingenommen werden. Sie ermöglichen RDS-Betroffenen, die häufig von überraschendem Stuhldrang geplagt sind, eine größere Sicherheit im Alltagsleben und erhöhen

Die Arzneibehandlung orientiert sich immer an den Leitsymptomen

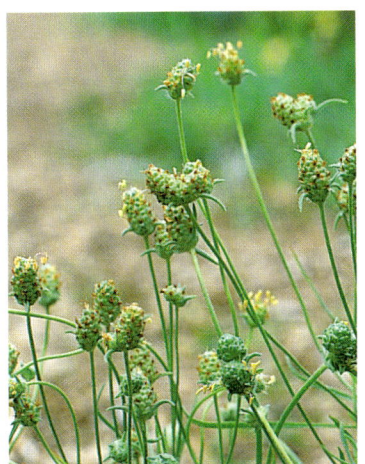

Indische
Flohsamen –
natürliche
Quellmittel.

damit merklich die Lebensqualität. Bevor sie zum Einsatz kommen, sollte aber überprüft werden, ob nicht auch die Verwendung von Quellmitteln bereits zu einer ausreichenden Besserung der Beschwerden beitragen kann. Quellmittel sind im engeren Sinne gar keine Medikamente, sondern so genannte Diätetika. Sie bestehen aus natürlichen (zum Beispiel Flohsamen oder Karayagummi) oder aus synthetischen Fasern (zum Beispiel Polycarbophil oder Methylzellulose). Quellmittel sind ein Ersatz für ballaststoffreiche Nahrung. Sie können durch körpereigene Enzyme nicht aufgeschlossen und im Gegensatz zu den Ballaststoffen im Dickdarm bakteriell kaum zersetzt werden, sodass die lästigen Nebenwirkungen, die durch größere Mengen an Ballaststoffen entstehen,

nicht oder nur in seltenen Fällen auftreten. Quellmittel binden im Darm befindliches Wasser. Sie können sowohl bei Durchfall als auch bei Verstopfung lindernd wirken. Es kann aber auch – je nach Verträglichkeit – das Gegenteil eintreten.

Um ein Verkleben der Quellmittel in der Speiseröhre oder im Darm zu vermeiden, was bis zum Darmverschluss führen kann, sollten sie unbedingt mit größeren Flüssigkeitsmengen eingenommen werden. Da Quellmittel fast keine Nebenwirkungen haben und bei funktionellen Magen-Darm-Beschwerden eine hohe Wirksamkeit besitzen, ist es ratsam, sie in einem medikamentösen Therapieversuch noch vor den chemischen Präparaten einzusetzen.

Durch Verstopfung bedingte Beschwerden
- Verstopfung
- Völlegefühl

Therapie

Stellt eine chronische oder regelmäßig wiederkehrende Verstopfung den Schwerpunkt Ihrer individuellen Reizdarmsymptomatik dar, sollten Sie den Einsatz von Abführmitteln, so genannten Laxanzien, und/oder Quellmitteln in Erwägung ziehen.

Wie schon beim durchfalldominanten Beschwerdebild erwähnt, spielen Quellmittel auch bei der Behandlung einer Verstopfung eine Rolle – wenn auch nur eine untergeordnete. Sie sollten aber in jedem Fall vor anderen Arzneien versuchsweise ausprobiert werden.

Abführmittel werden erst dann eingesetzt, wenn Ballaststoffe oder Quellmittel nicht mehr ausreichen, um eine Besserung herbeizuführen. Dabei sind wasserbindend wirkende Abführmittel zu bevorzugen. Durch ihre Fähigkeit, Wasser zu binden, wird die eigentliche Arbeit des Dickdarmes, nämlich Wasser aus dem Darm abzugeben und den Nahrungsrest einzudicken, umgekehrt. Dadurch kommt es zu einer natürlichen Erleichterung der Verdauungstätigkeit.

Abführmittel führen zu Flüssigkeitsverlust – deshalb viel trinken.

Da die Gefahr eines Flüssigkeitsverlustes besteht, sollte auch bei der Verwendung von Abführmitteln viel getrunken werden. Abführmittel eignen sich nicht zum dauerhaften Gebrauch und sollten wenn überhaupt daher nur von Fall zu Fall eingesetzt werden.

Schmerzdominante Beschwerden
- krampfartige, teils heftige Schmerzen
- chronische, dumpfe Schmerzen
- Schmerzen in Verbindung mit spontanem Stuhldrang

Therapie

Auch beim schmerzdominanten Beschwerdebild kommen zwei unterschiedlich wirkende Substanzen als Therapeutika infrage: Dies sind Spasmolytika und Psychopharmaka.

Spasmolytika sind krampflösende Mittel, die auf die glatte Muskulatur verschiedener Körperregionen eine entspannende Wirkung haben. Für das Reizdarmsyndrom sind hauptsächlich diejenigen Spasmolytika von Bedeutung, die speziell auf den Verdauungstrakt wirken. In diesem Zusammenhang sind vor allem solche Präparate zu empfehlen, die den Wirkstoff Mebeverin enthalten, der eine besonders günstige Wirkung auf den Dickdarm hat. Bei vielen RDS-Betroffenen lassen sich durch die Einnahme dieser Arzneien krampfartige Schmerzen merklich reduzieren. Ihre Verwendung sollte sich aber auf eng abgegrenzte Zeiträume beschränken, da ein dauerhafter Gebrauch in der Regel durch einen raschen Wirkungsverlust gekennzeichnet ist.

Auch Psychopharmaka können in vereinzelten Fällen auf die Schwere und den Verlauf einer RDS-spezifischen Symptomatik Einfluss nehmen. Dabei besitzen sie neben der psychologischen Wirkung auch einen schmerzlindernden Effekt. Auch vermögen einzelne Gruppen dieser Arzneien einen stuhlregulierenden Einfluss auszuüben. Dieser sollte aber, wie alle anderen Wirkungen auch, niemals der alleinige Anlass zum Einsatz von Psychopharmaka sein. Oder anders ausgedrückt: Die Verwendung von Psychopharmaka kommt im Rahmen einer RDS-Therapie nur dann in Betracht, wenn deutlich erkennbare Angst- oder Zwangsstörungen und/oder Depressionen vorliegen und wenn diese Erkrankungen als Mitauslöser oder als Verstärker der RDS-Beschwerden ausgemacht werden können.

Selbstverständlich sollte eine Therapie durch diese Arzneien ausschließlich in Zusammenarbeit mit psychiatrisch oder psychotherapeutisch geschulten Ärzten vorgenommen werden – und dann auch nur als begleitende Maßnahme. Aufgrund der Vielfalt der möglichen Behandlungswege können an dieser Stelle keine weiteren Einzelheiten erläutert werden.

Zur Behandlung leichter Stimmungstrübungen gibt es eine Sorte von psychisch wirksamen Arzneien, die auch ohne ärztlichen Rat genommen werden können, insbesondere dann, wenn keine krankhafte Störung vorliegt. Es handelt sich dabei um pflanzliche Psychopharmaka, wie Johanniskraut oder Kava-Kava. Sie stehen in dem Ruf, aufgrund ihrer angstlösenden und antidepressiven Wirkung bei vielen RDS-Betroffenen eine Linderung herbeizuführen. Obwohl es sich um pflanzliche Wirkstoffe handelt, können auch diese Mittel Nebenwirkungen hervorrufen, weshalb sie keineswegs bedenkenlos eingenommen werden dürfen.

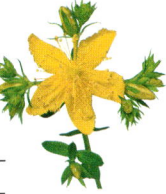

Johanniskraut hat eine beruhigende Wirkung.

Durch Blähungen verursachte Beschwerden
- Blähbauch (Meteorismus)
- Völlegefühl und Blähungen
- ernährungsbedingte Verdauungsstörungen

Therapie

Bauchbeschwerden, die durch Darmgase verursacht werden, lassen sich am besten mit entschäumenden Präparaten lindern. Diese Medikamente enthalten den Wirkstoff Dimeticon und sind als Kautabletten, zum Lutschen oder als

Tropfen meist rezeptfrei erhältlich. Entschäumer lassen die
schleimumhüllten Gasbläschen
im Darminnern zerfallen, sodass
die freigesetzten Gase entweichen
können – die Wirkung dieser
Mittel ist aber sehr gering.
Ebenfalls gering wirksam zur Behandlung gasbedingter Beeinträchtigungen, dafür aber in ihrer
Verträglichkeit unbedenklicher
sind die so genannten Karmina-
tiva. Hierbei handelt es sich um
pflanzliche Mittel, die im Darm
blähungstreibend, krampflösend
und verdauungsfördernd wirken.
Präparaten aus Anis, Kümmel,
Kamille oder Fenchel sagt man
nach, dass sie aufgrund ihrer äthe-
rischen Öle eine günstige Wirkung
entfalten sollen. Sie sind frei erhältlich und können bedenkenlos
auch über einen langen Zeitraum
eingenommen werden.

Wo Gase entstehen, sind meis-
tens auch Unverträglichkeitsre-
aktionen gegenüber bestimmten
Nahrungsmittelbestandteilen im
Spiel. Wie Sie wissen, ist in der
Regel ein Enzymdefekt dafür verantwortlich. Und dieser lässt sich
– zumindest teilweise – durch
Enzympräparate ausgleichen.
Bei einer Milchzuckerunverträglichkeit aufgrund eines Enzym-
mangels im Dünndarm kann das
fehlende Enzym Laktase auch
eingenommen werden. Präparate,
die zum Beispiel Pepsin oder
Salzsäure enthalten, haben jedoch
keinen nachweisbaren therapeutischen Nutzen.
Zurückhaltender ist die Wissenschaft bei der Empfehlung von
Bakterienpräparaten, welche den
Wiederaufbau der natürlichen
Darmflora unterstützen sollen.
Die Hersteller dieser Arzneien
behaupten zwar, dass durch die
Regeneration der bakteriellen
Mikroflora insbesondere gasbedingte Beschwerden vermindert
werden können, doch bislang liegen keine Studienbeweise zu ihrer
Wirksamkeit vor. Auch hier steht
es dem Betroffenen frei, einen
Therapieversuch zu unternehmen.
Das Thema »schädliche Darm-
pilze« beziehungsweise »Candida-
mykosen« sorgt schon seit vielen
Jahren für hohe Umsätze. So werden im Handel zahlreiche Bücher
mit Diätempfehlungen und Medi-

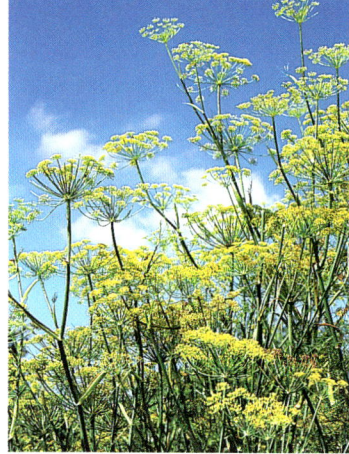

Fenchel
ist bekannt
für seine
krampf-
lösende
Wirkung.

Andere pflanzliche Heilmittel

Zur Behandlung von gasbedingten Beschwerden sind im Handel noch andere Präparate erhältlich. Als schmerzstillende, pflanzliche Arzneien gelten ferner das Pfefferminz- und japanische Heilpflanzenöl sowie die bittere Schleifenblume (Iberis Amara). Alle diese Medikamente haben auf die glatte Muskulatur des Darmes eine entspannende und wohltuemde Wirkung. Auch chinesische Heilkräuter stehen im Ruf, bei verschiedenen RDS-Symptomen schnell Linderung zu verschaffen.

kamente angeboten, die der Ausrottung dieser angeblich krank machenden Mikroorganismen dienen. Tatsache ist jedoch, dass der Besiedelung durch Candidapilze bis zum heutigen Tag auf wissenschaftlichem Wege keine schädigende Wirkung auf den menschlichen Organismus nachgewiesen werden konnte. Die einzigen Patienten, die in diesem Zusammenhang eine Ausnahme bilden, sind stark immunsystemgeschwächte Menschen, die zum Beispiel im Rahmen einer Aids- oder Krebserkrankung behandelt werden müssen. Auch bei einem positiven Nachweis von Candidapilzen im Stuhl ist eine Antipilztherapie bei RDS-Betroffenen nach einhelliger Lehrmeinung nicht angezeigt. Ebenso muss aus Kostengründen vom Einsatz homöopathischer Präparate, deren Wirksamkeit ebenfalls nie zweifelsfrei belegt werden konnte, abgeraten werden.

Medikamentöse Therapien in der Zukunft

Wie schon erwähnt, existieren zur Behandlung des Reizdarmsyndroms derzeit nur Arzneien, die symptomatisch gegen einzelne Beschwerden wirken. Benötigt werden jedoch Substanzen mit deutlich erweitertem Wirkspektrum. Als besonders interessant und verheißungsvoll klingen in diesem Zusammenhang Forschungsansätze, nach denen die Schmerzempfindlichkeit der Eingeweide, vor allem des Magen-Darm-Traktes, nachhaltig gesenkt werden kann. Zu diesem Zweck wurden zwei Medikamente entwickelt, die sich momentan im Teststadium befinden: Die erste dieser Arzneien beinhaltet den Wirkstoff Alosetron (ein 5-HT$_3$-Rezeptor-Antagonist), der eine beschleunigte Verdauungsbewegung des Dick- oder Dünndarmes verlangsamt. Da-

Neue Medikamente sind in der Entwicklung

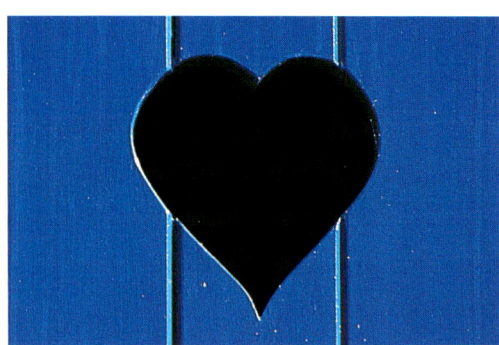

Der häufige Gang zur Toilette schränkt die Lebensqualität erheblich ein.

durch können Bauchschmerzen, Stuhldrang und Stuhlhäufigkeit deutlich verringert werden.

Aus bisher unbekannten Gründen entfaltet Alosetron seine Wirkung ausschließlich bei weiblichen Patienten. Nachdem von vereinzelten, aber schwer wiegenden Nebenwirkungen berichtet wurde, zog man das Medikament nach nur wenigen Monaten Verkaufsphase im Jahr 2000 wieder vom amerikanischen Markt zurück. Aus diesem Grund kam es in Europa erst gar nicht in den Handel. Es bleibt abzuwarten, ob eine modifizierte Form von Alosetron in den nächsten Jahren bei RDS-spezifischen Beschwerden gezielt Anwendung finden wird. Gute Hoffnungen, als erster Wirkstoff dauerhaft gegen das Reizdarmsyndrom eingesetzt zu werden, hat momentan eine Substanz mit dem Namen »Tegaserod« (ein 5-HT$_4$-Rezeptor-Agonist). Dieser Wirkstoff normalisiert Studien zufolge bei Patienten, die haupt-

sächlich unter Verstopfung leiden, innerhalb weniger Tage die Magen-Darm-Tätigkeit. Eine zwölfwöchige Therapie soll bei der Hälfte der Betroffenen den Stuhl regulieren beziehungsweise lockern sowie die Stuhlhäufigkeit erhöhen und Blähungen reduzieren. Abgesehen von gelegentlichen Durchfällen zu Beginn der Therapie soll der Wirkstoff allgemein gut verträglich sein. Die Zulassung für den europäischen Markt ist bereits beantragt, sodass zumindest durch Verstopfung geplagte Patienten auf eine baldige Therapieform hoffen können. Allerdings ist die Wirksamkeit von Tegaserod nach den bisher vorliegenden Studien sehr gering, wohingegen schwere Nebenwirkungen nicht ausgeschlossen werden können.

Auch wenn die derzeitigen Behandlungsmöglichkeiten funktioneller Störungen auf die meisten Betroffenen nicht besonders vielversprechend wirken, so ist es dennoch beruhigend zu wissen, dass es Pharmaunternehmen gibt, die aktiv an der zielgerichteten Behandlung RDS-spezifischer Gesundheitsbeeinträchtigungen forschen. Dabei spielen zurzeit vor allem Substanzen eine wichtige Rolle, die bestimmte »Fühler« im Nervensystem des Darmes besetzen und so unangenehme Symptome lindern sollen.

Dritte Säule – Psychotherapie

Noch vor wenigen Jahren wurden funktionelle Störungen von vielen Ärzten mit psychologischen Störungen gleichgesetzt. Auch heute gehört es leider noch vielfach zur klinischen Praxis, RDS-Patienten ausschließlich aufgrund der Diagnose Reizdarmsyndrom die Empfehlung zu einer Psychotherapie zu geben. Dass dieser gut gemeinte Ratschlag fatale Folgen haben kann, wenn zuvor nicht alle anderen möglichen Auslöser ausreichend abgeklärt worden sind, wissen Sie bereits. Es ist aber auch nicht von der Hand zu weisen, dass seelische Komponenten sowohl bei der Krankheitsentstehung als auch bei deren Chronifizierung bei einem gewissen Teil der Betroffenen eine tragende Rolle spielt. Aus diesem Grund sollten Sie den Einfluss psychologischer Faktoren bei der Entlarvung der individuellen RDS-Auslöser genauso auf seine Bedeutung hin überprüfen. Eine psychische Beteiligung in der persönlichen Krankheitsausprägung kategorisch abzulehnen wäre genauso falsch wie das genaue Gegenteil, sie ungeprüft vorauszusetzen.
Laut Statistik zeigen RDS-Patienten in höherem Maße psychische Auffälligkeiten oder psychiatrische Störungen als die Durchschnittsbevölkerung. Trotzdem reagieren gerade sie häufig unwillig oder ablehnend auf den Rat, sich einer psychosomatischen Abklärung zu unterziehen. Verschiedene Gründe sprechen aber dafür, sich einer solchen Untersuchung zu stellen, insbesondere wenn sich nach einem drei- bis sechsmonatigen Therapieversuch mit Ernährungsumstellung und medikamentöser Unterstützung keine nennenswerte Besserung der Symptomatik eingestellt hat. Zum einen vermögen nämlich seelische Faktoren das Krankheitsbild in besonderem Maße zu beeinflussen. Zum anderen gehen funktionelle Magen-Darm-Störungen häufig mit krankheitsbedingten oder -bezogenen Ängsten und Belastungen einher. Und nicht zuletzt besteht auch die Möglichkeit, dass tatsächlich eine schwer wiegende psychische Erkrankung vorliegt, deren Erscheinungsbild

Psychotherapeutische Maßnahmen helfen, Alltagsproblemen positiver gegenüberzustehen.

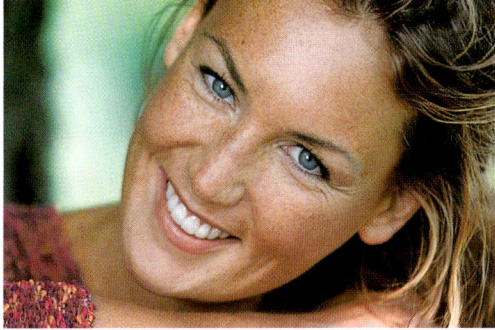

sich hinter einer RDS-Symptomatik versteckt oder mit ihr einhergeht. Auf die Frage, ob eine Psychotherapie bei einem Reizdarmsyndrom wirklich helfen kann, kam man bei Untersuchungen zu unterschiedlichen Ergebnissen. Es zeichnete sich allerdings ab, dass besonders diejenigen Betroffenen von psychologischen Maßnahmen profitieren, bei denen Durchfall und durchfallartige Störungen sowie ein reizbarer Magen den Schwerpunkt der Symptomatik bilden. Bei Patienten, die hauptsächlich unter Verstopfung leiden, soll der erzielbare Therapieerfolg merklich geringer sein – Beeinträchtigungen, die durch krampfartige Schmerzen entstehen, lassen sich vermutlich durch ausschließlich seelischen Beistand gar nicht kurieren. Ein weiteres Ergebnis vieler Studien ist, dass neben der unzureichend belegten Wirksamkeit auch der hohe Kostenaufwand gegen den generellen Einsatz einer Psychotherapie spricht. Im Hinblick auf die Form der Therapie haben sich vor allem diejenigen Maßnahmen als erfolgreich erwiesen, die neben einer wirksamen Stressbewältigung auch die individuelle Fähigkeit fördern, belastende Situationen zu verarbeiten.

Auch bewirkt das Erkennen psychosozialer Faktoren und die

Stress abzubauen hat sich als wirkungsvoll erwiesen

darauf aufbauende Änderung ungünstiger Lebensumstände in vielen Fällen eine Verminderung der Beschwerden. Nicht zuletzt ist es für den Patienten sehr von Vorteil, ein größeres Selbstverständnis zu erlangen, seine Rolle in der Gesellschaft besser zu verstehen und sie gegebenenfalls neu zu bewerten. Gerade ängstliche und depressive Patienten scheinen von diesen Maßnahmen am stärksten zu profitieren, vorausgesetzt, sie sind motiviert und nehmen aktiv am Therapiegeschehen teil.

Die erste Anlaufstelle in psychotherapeutischen Fragen sollte Ihr Arzt sein. Seine Aufgabe ist es, nach der Diagnose Reizdarmsyndrom ein ausführliches Beratungsgespräch mit Ihnen zu führen, das man als kleine Psychotherapie bezeichnet. Ist dies nicht der Fall, oder liegt ein gestörtes Vertrauensverhältnis zwischen Ihnen und Ihrem Arzt vor, so steht es Ihnen frei, sich direkt an einen Psychotherapeuten oder Psychologen zu wenden.

WICHTIG

Ist eine funktionelle Störung durch einen Arzt diagnostiziert worden, so übernehmen die Krankenkassen die gesamten psychotherapeutischen Behandlungskosten.

Das erste Gespräch – die kleine Psychotherapie

Die kleine Psychotherapie ist nichts anderes als ein ausführliches Gespräch zwischen dem RDS-Patienten und seinem Arzt. Ziel dieser Unterhaltung ist es, dem Patienten mit einfachen Worten das Wesen und die Bedeutung funktioneller Magen-Darm-Störungen zu erklären und geeignete Behandlungsmöglichkeiten aufzuzeigen.

Auch wenn für dieses Gespräch genügend Zeit vorgesehen ist, liegt es auf der Hand, dass sämtliche Fragen und Sachverhalte, die das Reizdarmsyndrom und seine Therapie betreffen, in der Hektik des ärztlichen Alltages unmöglich ausreichend geklärt werden können. Wenn es dem behandelnden Arzt allerdings gelingt, beim Betroffenen ein Gefühl der Mitverantwortung zu etablieren und ihn zur aktiven Mitarbeit bei der Suche nach seinen individuellen RDS-Auslösern zu bewegen, dann hat er den wichtigsten Teil seiner Arbeit bereits getan.

Anstatt dem Patienten nach Durchsicht der Unterlagen lapidar zu erklären, dass er nichts habe, sollte der Arzt ihn lieber dazu anhalten, seine Beschwerden zu begreifen und zu akzeptieren. Allein die Zusicherung,

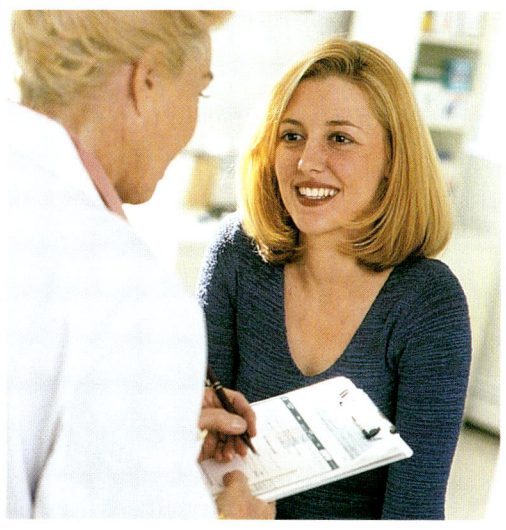

dass keine schwer wiegende Krankheit, wie Krebs oder eine chronisch entzündliche Darmerkrankung, vorliegt, lässt bei vielen Betroffenen Sorgen und Ängste wie eine Seifenblase zerplatzen. Optimal sind eine intensive Führung und Begleitung des Patienten weit über den Tag der Diagnosestellung hinaus. Dazu bedarf es in Abständen wiederholter Gespräche und einer Hilfestellung bei der Suche nach den möglichen Auslösern.

Falls Sie nicht das Glück haben, einen Arzt als kompetenten Ansprechpartner an Ihrer Seite zu haben, der im Rahmen seiner Berufsausübung langwierige Gespräche mit seinen Patienten führen kann oder will, dann trösten Sie sich mit der Erkenntnis,

Ein vertrauensvolles Gespräch zwischen Arzt und Patient ist wichtig.

dass unser Gesundheitssystem in seiner momentanen Form keine intensivere Betreuung zulässt.

Die klassische Psychotherapie

Zur Behandlung psychosomatischer Störungen durch eine Psychotherapie stehen unzählige, in ihrer Durchführung teils recht unterschiedliche Verfahren zur Verfügung. Welches davon für den Einzelnen das richtige ist, muss der Therapeut in Abstimmung mit seinem Patienten individuell entscheiden. Es liegen aber Studiendaten vor, nach denen sich die so genannte dynamische Psychotherapie zur Aufdeckung und Beseitigung seelischer Auslöser besonders bewährt hat.

Hierunter versteht man ein therapeutisches Verfahren, bei dem die Selbsteinschätzung, das Selbstwertgefühl und die Beziehung des Patienten zu seiner Umwelt im Vordergrund stehen. Auch die aktuellen Lebensumstände werden in die Betrachtungen verstärkt einbezogen. Der Therapeut unterstützt seinen Patienten dabei, sich selbst besser zu verstehen, und versetzt ihn damit in die Lage, unterschwellige Konflikte zu lösen.

Die Hypnosebehandlung

Bei der Hypnose handelt es sich um einen herbeigeführten Trancezustand, in dem es möglich ist, die innere Haltung durch Suggestionen zu ändern. Hypnoide Zu-

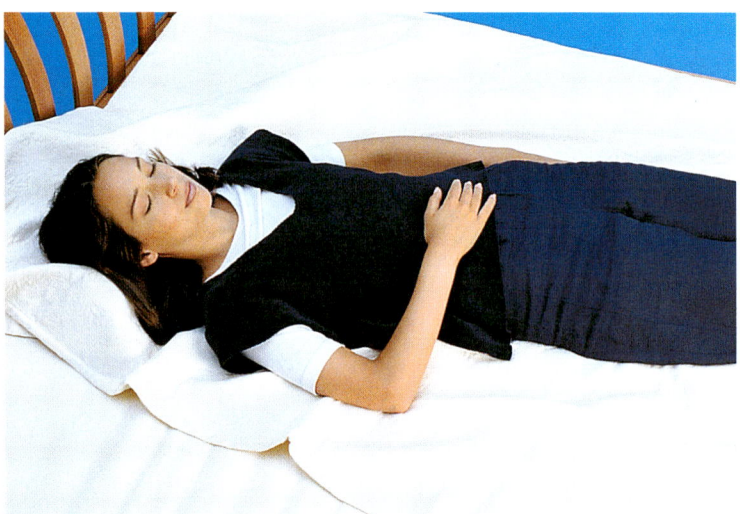

Hypnose beruhigt die Magen-Darm-Funktion.

Andere
psycho-
therapeu-
tisch wirk-
same Ver-
fahren

Weitere Therapieformen

Um eine RDS-Symptomatik zu lindern, kommen neben der klassischen Psychotherapie und der Hypnose noch andere Verfahren
in Betracht. Dies sind zum Beispiel Autogenes Training, Atem-
übungen, Biofeedback, funktionelle Entspannung, progressive
Muskelrelaxation, Yoga und Meditation. Auch können mehrere
Methoden miteinander kombiniert werden, um ihre positive Wirkung auf den Körper zu entfalten.

stände tauchen auch im Alltagsleben auf, beispielsweise wenn
man längere Zeit seinen Blick auf
eine brennende Kerze richtet und
dabei die Welt um sich herum
vergisst.
Während einer Hypnose richtet
sich die gesamte Aufmerksamkeit, also das Denken, Fühlen und
Empfinden, auf die Innenwelt. In
diesem Zustand lassen sich durch
Suggestionen Schmerzen lindern
und tief liegende Erlebnisschich-
ten erreichen. Aus diesem Grund
werden hypnotische Verfahren
auch oft zu Beginn einer Psychotherapie eingesetzt, um Verhal-
tensweisen, die im normalen Gespräch nicht zugänglich sind und
gesundheitliche Störungen verursachen, ans Tageslicht zu bringen.
Während einer Hypnose hat man,
anders als vielfach vermutet, immer die vollständige Kontrolle
über sich selbst. Ansonsten wäre ja zum Beispiel eine Selbst-
hypnose, die ohne fremde Hilfe
auskommt, gar nicht möglich.

Einer Studie zufolge soll bei der
Mehrheit der getesteten RDS-Patienten eine merkliche Symptom-
linderung durch Hypnose festgestellt worden sein. Leider existieren
keine weiteren statistischen Daten
zur Wirksamkeit hypnotischer Verfahren. Es fällt aber auf, dass sie
von vielen Fachleuten zur symp-
tomatischen RDS-Behandlung
empfohlen werden.

WICHTIG

Wenn Sie sich für derartige
Verfahren interessieren, sollten Sie mit einem speziell
dafür ausgebildeten Psychotherapeuten Kontakt aufnehmen. Da es in dieser Branche
auch einige schwarze Schafe
gibt, die dem Patienten eher
schaden als nutzen, ist es empfehlenswert, einen Therapeuten mit kassenärztlicher Zulassung aufzusuchen. Nur in
diesem Fall kommt die Krankenkasse für die Kosten auf.

Vierte Säule – Fitness und Wellness

Körperliche Fitness und geistige Wellness sind für eine erfolgreiche RDS-Therapie funktioneller Beschwerden von elementarer Bedeutung und sollten keinesfalls beiläufig abgehandelt werden. Ein gesundes Maß an sportlicher Betätigung führt zu einer besseren Durchblutung und wirkt zudem entspannend und entkrampfend – auch auf die Magen-Darm-Muskulatur. Darüber hinaus ist sie Balsam für die bei RDS-Betroffenen so häufig in Mitleidenschaft gezogene Seele. Neben der körperlichen Fitness sind es vor allem eine positive Einstellung und eine gesundheitsfördernde Lebensweise, die den funktionellen Störungen das Leben schwer machen. Man fasst sie unter dem Begriff »Wellness« zusammen. Lesen Sie deshalb die nachfolgenden Empfehlungen durch, und entscheiden Sie bei jedem einzelnen Tipp, welche Bedeutung er für Ihre persönliche Situation haben könnte.

Tipps für körperliches Wohlbefinden

● Sportliche Aktivitäten sollten für Sie im Kampf gegen das Reizdarmsyndrom zum Pflichtprogramm werden. Dabei kommt es weniger auf die Intensität als mehr auf die Regelmäßigkeit an. Joggen, Schwimmen, Gymnastik, Radfahren oder Spazierengehen sind ideal.

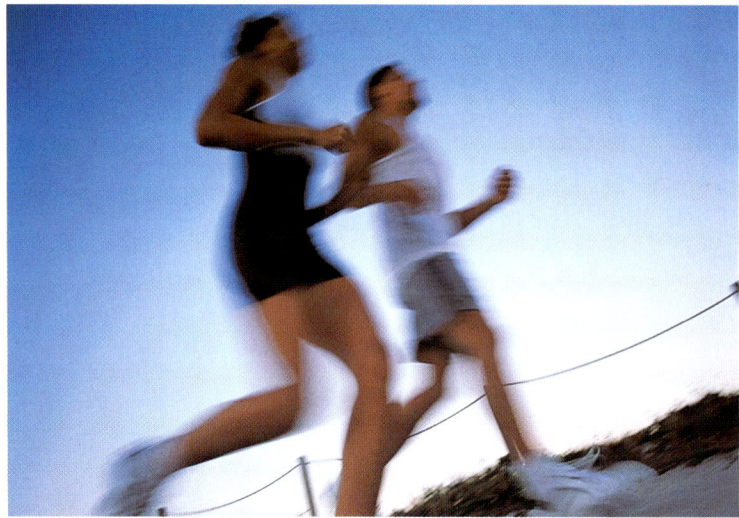

Bewegung steigert das körperliche und geistige Wohlbefinden.

● Versuchen Sie, Ihren Organismus mindestens einmal pro Tag mit Sport in Schwung zu bringen. Bewegung ist wichtig, um die Darmfunktion zu stärken und Stress zu mindern.

● Bewegen Sie sich so oft wie möglich unter freiem Himmel – auch wenn es regnet oder schneit.

● Durch Auto, Bus, Bahn, Fernsehen oder Schreibtischarbeit verbringt der Mensch einen Großteil des Tages im Sitzen. Bewegungsmangel ist daher eine häufige Ursache von Verdauungsstörungen, insbesondere von Verstopfung. Wer dieses Problem durch Abführmittel anstatt mit Sport lösen will, der ist auf dem falschen Weg.

● Kurze Strecken sollten Sie in jedem Fall zu Fuß zurücklegen. Für längere Strecken sollten Sie in Zukunft Ihrer Gesundheit zuliebe auf das Fahrrad zurückgreifen.

● Auch Haus- oder Gartenarbeit stellt in gewissem Umfang eine sportliche Betätigung dar. Wird sie mit Freude erledigt, dann kann sie auch bei RDS-Beschwerden einen therapeutischen Nutzen haben.

● Ein Turn- oder Übungsgerät in der Wohnung kann es Ihnen erleichtern, regelmäßige Trainingseinheiten durchzuführen.

● Achten Sie beim Sitzen auf eine gerade Haltung. Wer wie ein

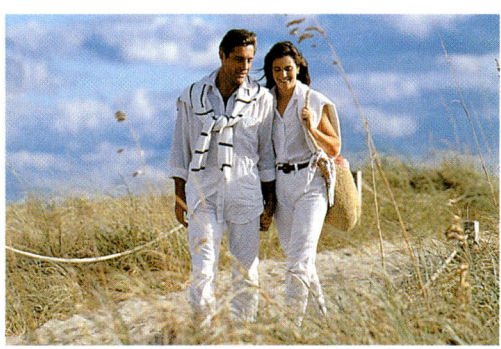

Klappmesser auf einem Stuhl sitzt, behindert Magen und Darm bei der Arbeit.

● Versuchen Sie zu spüren, wie sich Ihre Reizdarmsymptomatik nach einer sportlichen Betätigung positiv ändert. Genießen Sie dieses Gefühl, und versuchen Sie sich daran zu erinnern, wenn Sie beim nächsten Mal ein Motivationsproblem haben.

● Benutzen Sie immer die Treppe anstelle eines Aufzuges.

● Schließen Sie sich einem Sportverein an. Damit verbinden Sie regelmäßige sportliche Betätigungen mit angenehmen gesellschaftlichen Aktivitäten.

Spaziergänge an der frischen Luft regen die Darmtätigkeit an.

Tipps für geistiges Wohlbefinden

● Lernen Sie, abzuschalten und zu entspannen.

● Setzen Sie sich mit Ihren privaten und beruflichen Problemen auseinander, und versuchen Sie, sie zu lösen.

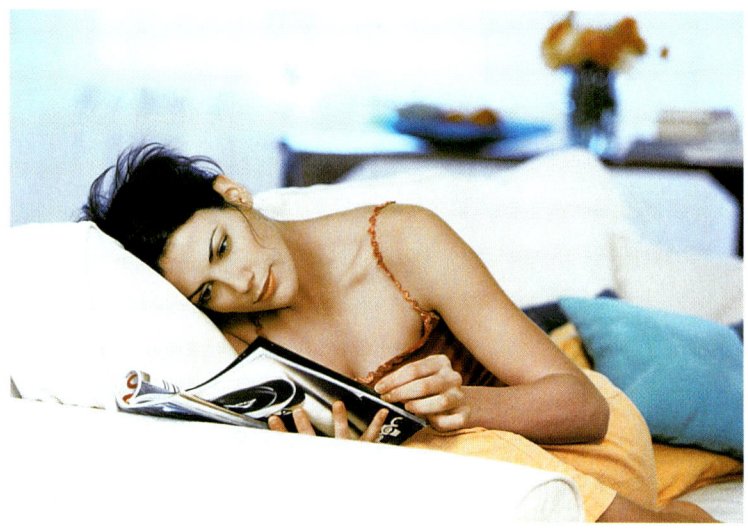

Entspan-
nung tut
auch Magen
und Darm
gut.

● Erlernen Sie Strategien, die Ihnen helfen, mit Stress besser umzugehen. Machen Sie zum Beispiel Entspannungsübungen.

● Gewöhnen Sie sich an, Entscheidungen zu treffen, anstatt sie auf die lange Bank zu schieben. Nehmen Sie dazu auch unangenehme Konsequenzen in Kauf.

● Lernen Sie, Ihre Gedanken umzudeuten: Aus »das konnte ja nur mir passieren ...« machen Sie »heute bin ich also mal dran ...«.

● Nehmen Sie nicht jede kritische Bemerkung persönlich, sondern versuchen Sie herauszufinden, warum jemand Sie angreift.

● Weit verbreitet unter RDS-Betroffenen ist das so genannte Worst-Case-Scenario: Anstatt sich auf das Positive einer Sache zu konzentrieren, richten Sie ihren Fokus auf den schlimmsten annehmbaren Fall.

● Lassen Sie öfter mal Ihre Seele baumeln, und träumen Sie von schönen Dingen.

● Scheuen Sie sich nicht davor, Nein zu sagen, auch wenn Sie sich damit bei Ihren Mitmenschen unbeliebt machen.

● Lernen Sie, schöne Stunden zu genießen und sie nicht durch unbegründete Sorgen zu vermiesen.

● Viele RDS-Betroffene denken in Schwarzweißmustern: Für sie ist eine Sache entweder gut oder schlecht. Tatsache ist, dass sich zwischen diesen beiden Extremen der größte Teil des Lebens abspielt. Wer das übersieht, macht sich das Leben oft nur unnötig schwer.

● Ebenfalls beliebt ist die Angewohnheit, negative Sachverhalte überzubewerten und positive zu ignorieren. Wer damit umgekehrt verfährt, hat von seinen RDS-Problemen nur noch wenig zu befürchten.

● Man kann es sich nicht zu seiner Lebensphilosophie machen, Problemen aus dem Weg zu gehen. Tauchen welche auf, dann sollten Sie sich ihnen am besten gleich so konsequent wie möglich stellen.

Stellen Sie sich Ihren Problemen

● Seien Sie nachsichtig mit sich selbst: Tolerieren Sie beispielsweise Diätfehler, aber lernen Sie daraus. Im Einzelfall können Sie auch einem Verlangen nachgeben, von dem Sie wissen, dass es Sie in Ihrer RDS-Therapie ein Stück zurückwirft. Verlieren Sie Ihr langfristiges Therapieziel aber niemals aus den Augen.

● Nehmen Sie Rückschläge gelassen hin. Lassen Sie sich auf dem Weg zu Ihrem Ziel nicht von Misserfolgen demoralisieren, sondern denken Sie daran, dass sie ein unabdingbarer Teil einer erfolgreichen RDS-Therapie sind.

● Nehmen Sie sich mehr Zeit für offene und tiefgründige Gespräche. Reden Sie aber nur in Ausnahmefällen über Krankheiten.

● Schalten Sie am Ende eines Tages für eine Weile richtig ab. Dies sollte Ihnen auch ohne Alkohol oder Zigaretten möglich sein.

● Suchen Sie Zerstreuung von Ihren Alltagssorgen, indem Sie ein interessantes Buch lesen, zum Beispiel einen Roman, oder gesellschaftlichen Aktivitäten verstärkt wieder nachgehen. Auch ein Konzert- oder Kinobesuch kann Wunder wirken.

● Halten Sie auch am Tag einzelne Ruhephasen ein. Sie helfen Ihnen, den Alltag für eine kurze Weile zu vergessen.

● Meiden Sie enge, figurbetonte Kleidung, da sie die Darmbewegung behindert.

● Setzen Sie zur Problembewältigung keine Rauschmittel, wie Alkohol, ein. Damit verdrängen Sie Ihre Probleme nur.

● Sorgen Sie für ein ausreichendes Maß an erholsamem Schlaf. Gehen Sie öfter mal früher zu Bett.

Schlaf ist wichtig – vor allem für besonders gestresste Patienten.

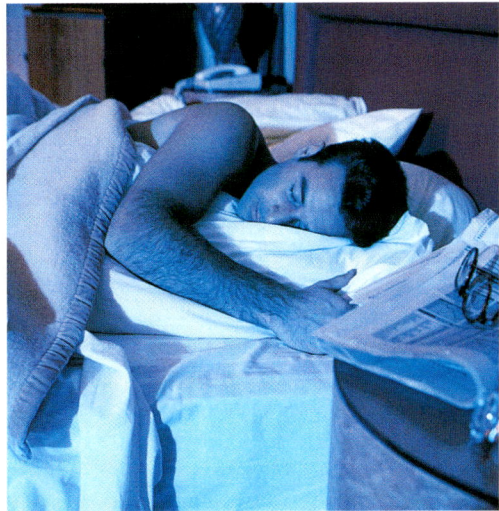

SELBSTTEST-FRAGEBOGEN

Anhand dieses Fragebogens können Sie feststellen, ob Sie unter einem Reizdarmsyndrom leiden. Beachten Sie bitte, dass er keinesfalls den Besuch beim Arzt ersetzt, sondern ausschließlich der persönlichen Selbstkontrolle dient.

Haben Sie während der letzten drei Monate kontinuierlich oder wiederholt unter einem der folgenden Symptome gelitten?

MAGEN

	Ja	Nein
• Völlegefühl nach den Mahlzeiten	Ja	Nein
• Übelkeit	Ja	Nein
• Erbrechen oder Brechreiz	Ja	Nein
• Aufstoßen	Ja	Nein
• Unverträglichkeit von bestimmten Nahrungsmitteln	Ja	Nein
• Kloßgefühl in der Kehle	Ja	Nein
• Sodbrennen mit Veränderung nach den Mahlzeiten	Ja	Nein
• Druckgefühl in Brustkorb oder Magen	Ja	Nein
• erschwertes Schlucken von festen oder flüssigen Speisen	Ja	Nein

DARM

	Ja	Nein
• Bauchschmerzen	Ja	Nein
• Durchfall oder durchfallartige Störungen	Ja	Nein
• Verstopfung	Ja	Nein
• Durchfall und Verstopfung im Wechsel	Ja	Nein
• Änderung der Stuhlbeschaffenheit	Ja	Nein
• Änderung der Stuhlhäufigkeit	Ja	Nein
• Gefühl eine aufgetriebenen Leibes	Ja	Nein
• Darmgeräusche	Ja	Nein
• Blähungen	Ja	Nein
• heftiger Stuhldrang	Ja	Nein
• Schleimabgang mit dem Stuhl	Ja	Nein
• unkontrollierter Stuhlabgang	Ja	Nein
• breiiger, wässriger oder harter Stuhl	Ja	Nein
• Stuhlgang nur unter großen Anstrengungen möglich	Ja	Nein
• Gefühl der unvollständigen Stuhlentleerung	Ja	Nein
• Erleichterung der Beschwerden nach der Stuhlentleerung	Ja	Nein

Sollten Sie drei oder mehr dieser Fragen mit "JA" beantwortet haben, so leiden Sie vermutlich unter einem Reizdarmsyndrom. Voraussetzung für diese Annahme ist, dass eine organische Erkrankung als Ursache ausgeschlossen wurde.

Die nachfolgenden Fragen zielen auf die typischen Auslöser oder Folgen von funktionellen Verdauungsstörungen ab. Mit jeder Frage, die Sie mit "JA" beantworten, erhöht sich die Wahrscheinlichkeit für das Vorliegen eines Reizdarmsyndroms.

• Liegen wegen Ihrer Beschwerden Einschränkungen im privaten, gesellschaftlichen oder beruflichen Bereich vor?   Ja   Nein

• Leiden Sie aufgrund Ihrer körperlichen Beeinträchtigungen unter seelischen Problemen?   Ja   Nein

• Vertragen Sie einige Lebensmittel schlecht oder gar nicht?   Ja   Nein

• Haben Sie während der letzten sechs Monate Antibiotika eingenommen?   Ja   Nein

• Nehmen Sie häufig Medikamente ein, die laut Beipackzettel zu Nebenwirkungen an den Verdauungsorganen führen können?   Ja   Nein

• Trinken Sie Alkohol oder rauchen Sie?   Ja   Nein

• Trinken Sie regelmäßig Kaffee oder schwarzen Tee?   Ja   Nein

• Sind Nahrungsmittelallergien bekannt?   Ja   Nein

• Hatten Sie in den letzten sechs Monaten vor Beginn der Beschwerden eine Darminfektion?   Ja   Nein

• Leiden Sie unter psychischen Problemen?   Ja   Nein

• Machen Sie sich häufig Sorgen?   Ja   Nein

• Leiden Sie unter Stress?   Ja   Nein

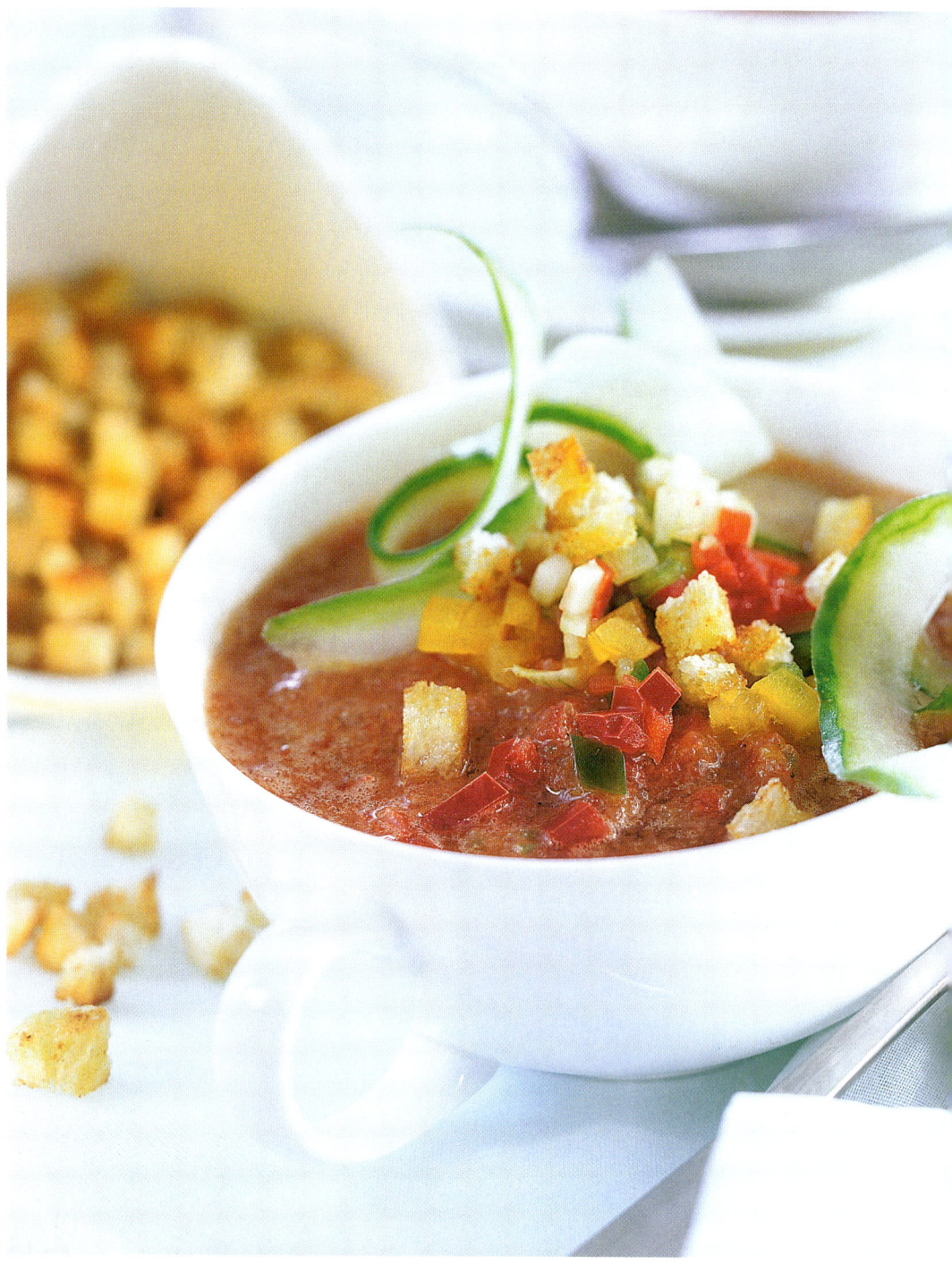

Die patienten-gerechte Ernährung

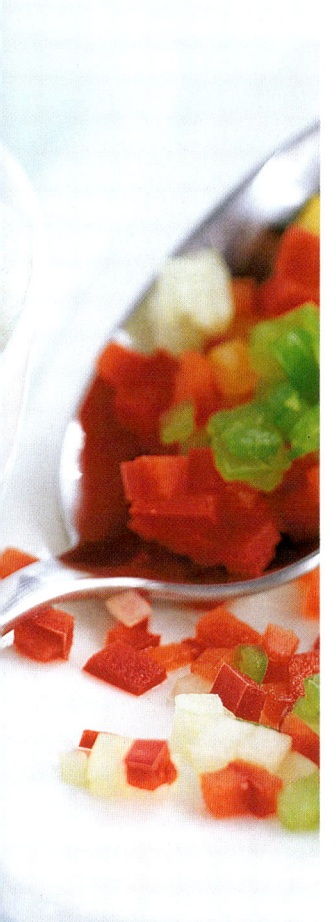

Jetzt haben Sie erfahren, wie Sie Ihre Beschwerden in den Griff bekommen können. Beginnen Sie nun mit Ihrer Diät. Auf den folgenden Seiten finden Sie eine Zusammenstellung besonders bekömmlicher Gerichte, die Sie in den nächsten Wochen und auch in der Zeit danach zu sich nehmen dürfen. Sie werden schnell feststellen, dass eine RDS-Diät keineswegs eintönig sein muss. Viel Spaß beim Nachkochen und vor allem gute Besserung!

Rezeptvorschläge für eine schonende Kost

Die folgenden Rezepte verdeutlichen schon anhand der ausgewählten Nahrungsmittel, dass Sie sich trotz Ihrer individuellen Lebensmittelunverträglichkeit gesund und ausgewogen ernähren können. Gemüse und Obst – ob roh oder gekocht – bilden bei den meisten Rezepten die wichtigste Nahrungsgrundlage, dazu ergänzend Reis oder Kartoffeln. Auch Fisch- und Meeresfrüchte sowie Fleisch und Geflügel kommen nicht zu kurz. Falls einzelne Gerichte Zutaten enthalten, die Sie nachweislich nicht vertragen, so ersetzen Sie diese – soweit möglich – durch andere. Andernfalls lassen Sie sie einfach weg.

Wichtig:
Obst und
Gemüse

Die Menge der nachstehenden Rezeptzutaten sind jeweils für eine Person berechnet. Natürlich können Sie sich auch Gäste dazu einladen. Erhöhen Sie einfach die einzelnen Mengenangaben entsprechend der Personenanzahl.

Mengen-
angaben

Damit Ihr Speiseplan abwechslungsreicher wird, wurden jeweils zwei Frühstücke, Mittag- und Abendessen ausgesucht. Und keine Angst – Sie werden in jedem Fall ausreichend satt!

Abwechs-
lungsreich
speisen

Milchzuckerarme Rezepte

Zum Frühstück

Bananenflocken

1–2 Bananen (200 g) • 3 gehäufte EL Haferflocken • 1 EL Rosinen • 1/2 EL Kakao • 1/2 EL Zucker

1 Die Bananen schälen, in einen Teller oder eine Schüssel geben und mit der Gabel zerdrücken.

2 Haferflocken, Rosinen, Kakao und Zucker dazugeben. Alle Zutaten gut vermischen.

Pro Portion: 1 g Fett, 5 g Ballaststoffe

Weizenschrotmüsli

40 g Weizenkörner • 150 ml milder Fruchtsaft • 1 Apfel • 1 TL Honig • 1 EL Rosinen

1 Die Weizenkörner in der Getreidemühle mittelfein schroten. Mit kaltem Wasser zu einem Brei verrühren und über Nacht im Kühlschrank quellen lassen.

Das Getreide
über Nacht
einweichen

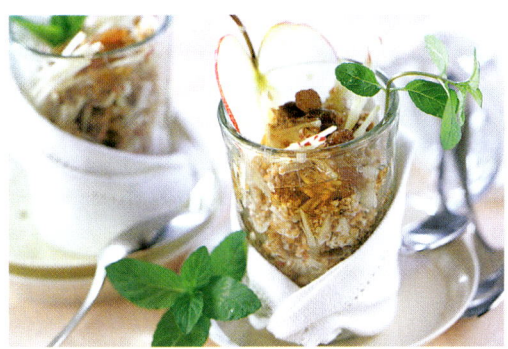

Das Weizen-schrotmüsli macht satt.

2 Den Getreideansatz am nächsten Morgen mit Fruchtsaft verrühren. Apfel waschen, abtrocknen, vom Kerngehäuse befreien und mit der Schale unterreiben. Den Frischkornbrei mit Honig abschmecken und mit Rosinen bestreuen.

Pro Portion: 1 g Fett, 8 g Ballaststoffe

Zum Mittagessen

Mediterraner Fisch

150 g Kabeljaufilet • Saft von 1/2 Zitrone • 1 Schalotte • 2 EL Diät-Pflanzenöl • 50 g Naturreis • Jodsalz • 1 Msp. Safran- oder Kurkumapulver • 1 Bund Frühlingszwiebeln • 1 Fleischtomate (150 g) • 1 Zweig frischer Thymian • frisch gemahlener schwarzer Pfeffer • 1/2 Knoblauchzehe • 2 EL schwarze, entsteinte Oliven

1 Das Fischfilet kalt abspülen, trockentupfen und mit dem Zi-tronensaft beträufeln. Etwa 30 Minuten marinieren.

2 Die Schalotte schälen und fein würfeln. Die Hälfte der Würfel in 1 EL Diät-Pflanzenöl glasig dünsten. Den Reis dazugeben und kurz anschwitzen. Mit 150 ml Salzwasser aufgießen, Safran- oder Kurkumapulver dazugeben, Reis bissfest garen.

3 Die Frühlingszwiebeln putzen, in mundgerechte Stücke schneiden und mit den restlichen Schalotten in 1 EL heißem Diät-Pflanzenöl goldgelb braten.

4 Die Tomate waschen, den Stielansatz entfernen und auf der Unterseite kreuzförmig einritzen. Mit kochend heißem Wasser überbrühen, kalt abschrecken und häuten. Das Fruchtfleisch in kleine Würfel schneiden, zu den Frühlingszwiebeln und Schalotten geben. Mit Thymianblättchen, Pfeffer, Jodsalz und Knoblauch würzen.

Wichtig: Die Tomatenschale mit dem Messer einritzen

5 Die Oliven in Ringe schneiden und zur Tomatensauce geben. Die übrige Fischmarinade dazugießen und die Fischfilets in die Sauce legen. Bei schwacher Hitze etwa 10 Minuten dünsten.

Pro Portion: 18 g Fett, 3 g Ballaststoffe

Rinderfilet mit Brokkoli-Möhren-Gemüse

1/2 Knoblauchzehe • 1 EL Soja-sauce • 1 EL Orangensaft (frisch gepresst oder aus der Flasche) • frisch gemahlener schwarzer Pfeffer • 75 g Rinderfilet • 2 kleine Kartoffeln • Jodsalz • 100 g Brokkoli • 1 kleine Möhre • 1 EL Halbfettmargarine • 1 EL Diät-Margarine • 1 EL frisch gehackte Petersilie

Brokkoli enthält wertvolle Vitamine

1 Knoblauchzehe schälen und durch die Knoblauchpresse drücken. Mit der Sojasauce, dem Orangensaft und Pfeffer verrühren. Das Filet darin auf beiden Seiten 15 Minuten marinieren.

2 Die Kartoffeln schälen und der Länge nach vierteln. Die Viertel in Schiffchenform bringen (tournieren) und in Salzwasser bissfest garen.

3 Das Gemüse putzen und waschen. Brokkoli in Röschen teilen, die Stiele in Stifte schneiden und Möhren schräg in Scheiben schneiden. In kochendes Salzwasser geben und 4 Minuten blanchieren, danach abschrecken.

4 Halbfettmargarine in einer beschichteten Pfanne erhitzen. Das Filet aus der Marinade nehmen und auf beiden Seiten darin braten. Anschließend aus der Pfanne nehmen.

5 Die übrige Marinade und 6–8 EL Wasser zum Bratansatz in die Pfanne geben. Kurz aufkochen.

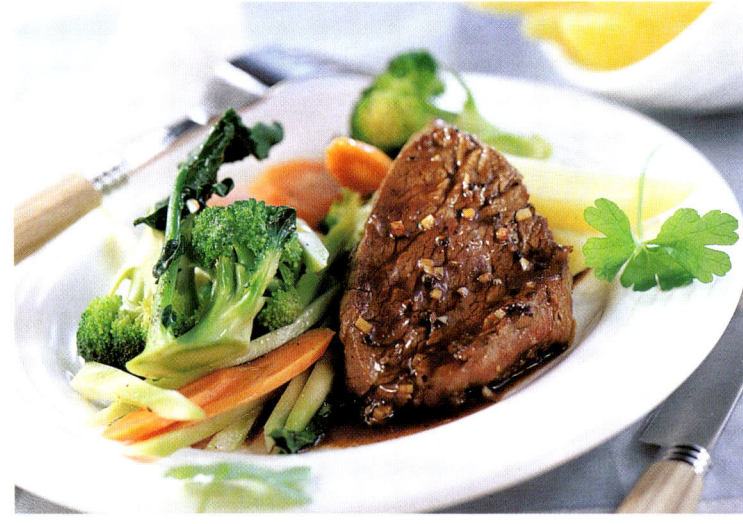

Mit Liebe und Fantasie zubereitet.

6 Das abgeschreckte Gemüse in der geschmolzenen Diät-Margarine schwenken, leicht salzen und pfeffern.

7 Die Kartoffeln abgießen, auf einen Teller geben und mit Petersilie bestreuen. Gemüse und Fleisch darauf anrichten.

Pro Portion: 12 g Fett, 8 g Ballaststoffe

Zum Abendessen

Spanischer Reissalat

Patnareis eignet sich für alle pikanten Reisgerichte

60 g Patnareis • 80 g frische Herzmuscheln • 1 Bund Suppengrün • 3 EL Butter oder Margarine • 2 EL trockener Weißwein • 3 kleine, rohe, ungeschälte Tiefseegarnelen (frisch oder tiefgekühlt) • 40 g Shrimps (frisch oder tiefgekühlt) • Salz • 20 g Tiefkühlerbsen • 20 g Mais aus der Dose • 1/2 Dose Thunfisch in Öl • 2 EL grüne, entsteinte Oliven • 2 EL Sojasauce • 1 EL Weinessig • frisch gemahlener schwarzer Pfeffer

1 Den Reis nach Packungsanweisung bei schwacher Hitze bissfest garen, danach abkühlen lassen.

2 Die Muscheln unter fließendem Wasser gründlich abbürsten und waschen.

3 Das Suppengrün putzen, waschen, klein schneiden und in Butter oder Margarine andünsten. Mit Weißwein und 1/8 l Wasser ablöschen. Die Muscheln hinzufügen und so lange kochen, bis sie sich öffnen. Die Muscheln aus dem Sud nehmen. Muscheln, die sich nicht geöffnet haben, wegwerfen – sie sind ungenießbar! Etwas Muschelsud für die Marinade beiseite stellen, restlichen Sud wegschütten.

Wichtig: Muscheln, die sich nicht geöffnet haben, wegwerfen

4 Die Garnelen waschen und in Salzwasser garen. Tiefkühlgarnelen vorher auftauen. Tiefkühlshrimps ebenfalls auftauen. Die Tiefkühlerbsen in einem anderen Topf ebenfalls in Salzwasser garen.

5 Den Mais und Thunfisch gut abtropfen lassen, das Thunfischöl auffangen. Den Thunfisch in mundgerechte Stücke zerteilen und die Oliven in Scheiben schneiden.

6 Alle Zutaten mit Ausnahme der Garnelen in eine Schüssel geben und vorsichtig vermengen. Für die Marinade Sojasauce, Essig, Thunfischöl und etwas Muschelsud verrühren. Mit Pfeffer abschmecken.

7 Die Marinade unter den Reissalat rühren und etwa 30 Minu-

ten ziehen lassen. Garnelen dekorativ auf dem Salat verteilen.

Pro Portion: 15 g Fett, 8 g Ballaststoffe

Kalte Gemüsesuppe mit würzigen Croûtons

Paprikaschoten haben je nach Farbe unterschiedlichen Geschmack

2 Scheiben Toastbrot • 1/4 Knoblauchzehe • 4 EL Diät-Pflanzenöl • 1 Fleischtomate (200 g) • 1/4 Salatgurke • 1/2 kleine Zwiebel • je 1 kleine grüne, gelbe und rote Paprikaschote • 1 EL Weißweinessig • Jodsalz • frisch gemahlener schwarzer Pfeffer oder Tabasco

1 1 Scheibe Toastbrot grob würfeln. Die Knoblauchzehe schälen und durch die Knoblauchpresse drücken. Brotwürfel, Knoblauch und 3 EL Diät-Pflanzenöl vermengen. Etwa 30 Minuten ziehen lassen.

2 Die Tomate waschen, den Stielansatz entfernen und auf der Unterseite kreuzförmig einritzen. Mit kochend heißem Wasser überbrühen, im kalten Wasser abschrecken, häuten und in kleine Würfel schneiden.

3 Salatgurke und Zwiebel schälen. Paprikaschoten putzen und waschen. Jeweils ein Drittel des Gemüses in feine Würfel schneiden und kühl stellen.

4 Restliches Gemüse grob würfeln, mit dem eingeweichten Brot zu den Tomaten geben und fein pürieren. Nach Belieben mit etwas Wasser aufgießen. Mit Essig, Salz, Pfeffer oder Tabasco abschmecken. Mindestens 1 Stunde in den Kühlschrank stellen.

5 Für die Croûtons das restliche Toastbrot entrinden und in kleine Würfel schneiden. Bei schwacher Hitze unter ständigem Rühren im restlichen Diät-Pflanzenöl goldbraun rösten. Nach Belieben mit Salz und Pfeffer würzen. Die kalte Gemüsesuppe mit den Gemüsewürfeln und Croûtons bestreuen.

Pro Portion: 11 g Fett, 6 g Ballaststoffe

Ein besonders erfrischendes Gericht.

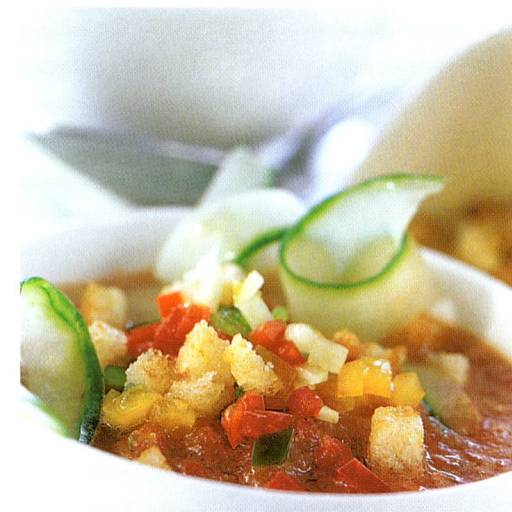

Fruchtzuckerarme Rezepte

Zum Frühstück

Porridge

4–5 EL Haferflocken • 1/8 l Milch • Zucker oder Salz

Ein Frühstück auf englische Art

1 Die Haferflocken in einen Topf geben und mit 2 Tassen kaltem Wasser übergießen. 1 bis 2 Minuten aufkochen lassen.

2 Den Haferbrei vom Herd nehmen und mit Milch übergießen. Je nach Geschmack mit Zucker oder Salz abschmecken.

Pro Portion: 1 g Fett, 5 g Ballaststoffe

Amerikanisches Sandwich

1 Scheibe Roggenmischbrot • 1/2 TL Margarine • 1 kleine Tomate • 2–3 Salatblätter • 2 Scheiben Putenwurst • 2 dünne Scheiben Tofu

1 Das Brot auf ein Brett oder einen Teller legen und mit Diät-Margarine bestreichen.

2 Die Tomate und Salatblätter waschen. Tomate vom Stielansatz befreien und in Scheiben schneiden. Das Brot abwechselnd mit der Putenwurst, dem Tofu, den Tomatenscheiben und Salatblättern belegen.

Pro Portion: 5 g Fett, 2 g Ballaststoffe

Zum Mittagessen

Gemüse-Fisch-Pfanne

100 g Rotbarschfilet • 1/2 EL Zitronensaft • Jodsalz • 50 g frischer Blattspinat • 100 g Paprikaschoten • (rot, gelb, grün oder orange) • 1/2 mittelgroße Möhre • 1/2 Schalotte • 2 EL Diät-Pflanzenöl • 1 EL Mehl (Type 1050) • 50 ml Gemüsebrühe • 50 ml fettarme Milch • 1 EL Echtlachscreme • frisch gemahlener schwarzer Pfeffer • 1 TL frisch gehackter Dill

1 Das Fischfilet kalt abspülen und trockentupfen. Mit Zitronensaft beträufeln und salzen. Anschließend in große Stücke schneiden.

Wichtig: Das Fischfilet kalt abspülen

2 Den Spinat waschen, verlesen und auf ein Sieb geben. Paprikaschoten putzen und waschen, Möhre schälen. Paprikaschoten und Möhre in große Stücke schneiden.

3 Die Schalotte putzen, fein würfeln und im Diät-Pflanzenöl glasig dünsten. Anschließend das Mehl unter Rühren so lange darin erhitzen, bis es hellgelb ist. Damit keine Klümpchen entstehen, die Gemüsebrühe nach und nach hinzugießen und mit dem Schneebesen durchschlagen.

4 Die Milch dazugießen, zum Kochen bringen und mit Lachscreme würzen. Die Paprikaschoten und Möhren dazugeben und bei schwacher Hitze 8 Minuten garen. Den Fisch und Blattspinat zum Gemüse geben und zugedeckt weitere 10 Minuten garen. Mit Salz, Pfeffer und Dill abschmecken.

Pro Portion: 22 g Fett, 8 g Ballaststoffe

Italienische Gemüseplatte

Eignet sich auch als kalte Vorspeise für Gäste

100 g Zucchini • Jodsalz • 2 Möhren • je 1 rote und gelbe Paprikaschote • 6 EL Diät-Pflanzenöl • 1/2 Knoblauchzehe • frisch gemahlener schwarzer Pfeffer • 30 g Perlzwiebeln • 1 Zweig frischer Rosmarin • einige Minze- und Kerbelblättchen

1 Zucchino putzen, waschen, abtrocknen und in mundgerechte Stücke schneiden. Danach salzen und 15 Minuten ziehen lassen.

2 Die Möhren schälen und längs halbieren. In Salzwasser etwa 5 Minuten bissfest garen, an-

schließend im kalten Wasser abschrecken.

3 Die Paprikaschoten vierteln, putzen, in Streifen schneiden und in 2 EL heißem Diät-Pflanzenöl braten. Den Knoblauch schälen, in feine Scheiben hobeln und zu den Paprikaschoten geben. Mit Salz und Pfeffer würzen.

4 Inzwischen die Perlzwiebeln schälen, in 2 EL heißem Diät-Pflanzenöl braten und etwas salzen. Die Zwiebeln aus der Pfanne nehmen und die vorbereiteten Möhren kurz im restlichen Öl schwenken.

5 Zucchini trockentupfen, pfeffern und ebenfalls in 2 EL Diät-Pflanzenöl rundherum braten. Die Rosmarinnadeln vom Stängel zupfen und mit den Zucchinistücken in der Pfanne schwenken.

Rosmarin hilft gegen Blähungen.

6 Die verschiedenen Gemüse auf einem großen Teller oder einer Platte anrichten. Die Möhren mit Minzeblättchen und die Perlzwiebeln mit Kerbelblättchen bestreuen.

Pro Portion: 15 g Fett, 8 g Ballaststoffe

Zum Abendessen

Reissalat mit Mango

50 g Patnareis • 80 g Mango •
1 Tomate • 1 Scheibe gekochter
Schinken • 1 Frühlingszwiebel •
1/2 Becher Joghurt (75 g) • Saft
von 1/2 Zitrone • 1 EL gemischte,
frisch gehackte Kräuter • Zucker •
Salz • frisch gemahlener schwarzer
Pfeffer • 1 TL Curry.

1 Den Reis nach Packungsanweisung bei schwacher Hitze
bissfest garen, danach abkühlen
lassen.

2 Die Mango schälen und das
Fruchtfleisch vom Stein lösen.
Die Tomate waschen, abtrocknen
und den Stielansatz entfernen.
Das Fruchtfleisch und die Tomate
in Würfel, den Schinken in Streifen
schneiden. Die Frühlingszwiebel
putzen und in Ringe schneiden.
Alles unter den Reis mischen.

Zitrone **3** Den Joghurt mit dem Zitro-
verfeinert nensaft und den Kräutern in
den Ge- einer Schüssel verrühren. Mit
schmack Zucker, Salz, Pfeffer und Curry
abschmecken. Den Reissalat mit
dem Dressing anmachen und
etwa 1 Stunde in den Kühlschrank
stellen.

Pro Portion: 15 g Fett, 8 g Ballast-
stoffe

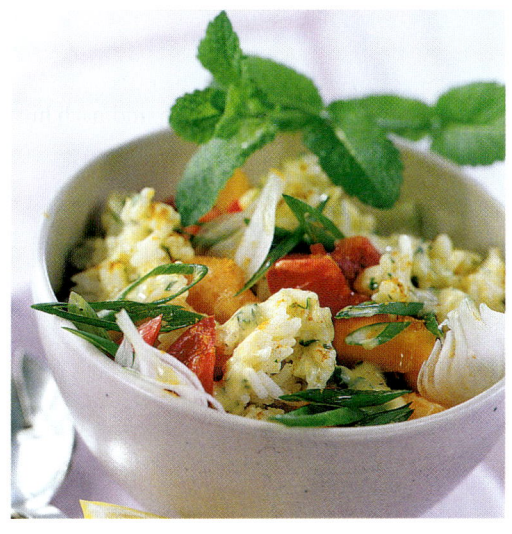

Blattsalat mit Bündner Fleisch

Reissalat
mit Mango –
köstlich und
gesund.

80 g Blattsalat nach Wahl • 1 klei-
ne rote Zwiebel • 20 g Mungo-
bohnensprossen • 10 g Alfalfa-
sprossen • 1/2 mittelgroße Möhre •
3 Scheiben Bündner Fleisch (15 g) •
1 EL Essig • 2 EL fettarmer Joghurt
• 1 TL milder Senf • 1 EL Diät-
Pflanzenöl • 1 Scheibe Vollkornbrot
• 1 TL Halbfettmargarine

1 Den Blattsalat putzen, waschen,
und in mundgerechte Stücke teilen. Die Zwiebel schälen und in
Ringe schneiden. Die Sprossen
kalt abspülen, zum Abtropfen in
ein Sieb geben und beiseite stellen. Die Möhre schälen und mit
dem Sparschäler in dünne, breite
Streifen schneiden.

2 Das Bündner Fleisch mit dem Blattsalat und Gemüse auf einem Teller anrichten, die Sprossen darauf verteilen.

3 Für das Dressing Essig, Joghurt, Senf und Diät-Pflanzenöl verrühren. Die Salatsauce über den gemischten Salat geben. Das Vollkornbrot mit Halbfettmargarine bestreichen und zum Salat servieren.

Pro Portion: 13 g Fett, 8 g Ballaststoffe

Ballaststoffreiche Rezepte

Zum Frühstück

Schweizer Vollkernmüsli

2 EL Milch • 2 EL Haferflocken • 1 Apfel • etwas Zitronensaft • 1 TL Zucker • 1 EL Sahne

1 Die Milch in eine kleine Schüssel oder einen tiefen Teller geben. Die Haferflocken darin kurz einweichen.

2 Den Apfel waschen, abtrocknen und samt der Schale und dem Kerngehäuse unterreiben. Den Zitronensaft und Zucker dazugeben. Alle Zutaten gut vermen-

gen. Zum Schluss die Sahne darüber geben.

Pro Portion: 2 g Fett, 8 g Ballaststoffe

Bircher-Benner-Müsli

4 EL Haferflocken • Saft von 1/2 Zitrone • 4 EL süße Sahne oder Milch • 2 Äpfel • Zucker oder Honig • 4 EL geriebene Nüsse

1 Die Haferflocken in 12 EL Wasser mehrere Stunden einweichen. Danach den Zitronensaft sowie die Sahne oder Milch unterrühren.

2 Die Äpfel waschen, abtrocknen, samt Schale und Kerngehäuse unter den Brei reiben. Das Müsli mit Zucker oder Honig abschmecken. Mit den geriebenen Nüssen bestreuen.

Pro Portion: 2 g Fett, 10 g Ballaststoffe

TIPP!

Der Apfel kann je nach Jahreszeit gegen andere Früchte, wie Himbeeren, Brombeeren, Heidelbeeren oder eine bunte Beerenmischung, ausgetauscht werden. Nüsse oder Rosinen schmecken ebenfalls dazu.

Zum Mittagessen

Geflügel-Gemüse-Ragout

Lässt sich einfach zubereiten

80 g Naturreis • 100 g Hähnchenbrustfilet • 1 TL Halbfettmargarine • 120 g Möhren • 100 g Brokkoliröschen • 120 ml Gemüsebrühe • 1/2 EL Schmand • etwas Zitronensaft • 1/2 TL Speisestärke • 50 g Mais aus der Dose • Jodsalz • frisch gemahlener schwarzer Pfeffer

1 Den Reis nach Packungsanweisung bei schwacher Hitze bissfest garen.

2 Das Filet kalt abspülen, trockentupfen und in heißer Halbfettmargarine braten. Danach in Scheiben schneiden.

3 Die Möhren schälen und in kleine Würfel schneiden. Brokkoliröschen waschen und mit den Möhren in der Gemüsebrühe bissfest garen. Anschließend das Gemüse herausnehmen und beiseite stellen.

4 Die restliche Brühe mit dem Schmand und Zitronensaft aufkochen. Die Sauce mit Speisestärke binden. Möhren, Brokkoli, Mais und Hähnchenfleisch dazugeben und nochmals erwärmen. Mit Salz und Pfeffer kräftig würzen und zum fertig gegarten Reis servieren.

Pro Portion: 12 g Fett, 10 g Ballaststoffe

Asiatisches Pfannengericht

80 g Schweinefilet • 1/4 Knoblauchzehe • 1 EL Zitronensaft • etwas frisch geriebener Ingwer • 2 EL Sojasauce • Cayennepfeffer • 1 TL Sesam • 50 g Blumenkohl • 1/2 Möhre • 1/4 Lauchstange • 1 Stange Staudensellerie • 1/4 rote Paprikaschote • 50 g Basmati- oder Naturreis • 2 EL Diät-Pflanzenöl • 1/2 TL Honig • 40 g Sojabohnensprossen • Jodsalz

1 Das Schweinefilet kalt abwaschen, trockentupfen und in Streifen schneiden.

2 Den Knoblauch schälen und durch die Knoblauchpresse in einen tiefen Teller drücken. Mit Zitronensaft, Ingwer, Sojasauce und Cayennepfeffer zu einer Marinade verrühren. Das Fleisch 30 Minuten in die Marinade legen.

3 Den Sesam in einer Pfanne ohne Fett rösten und beiseite stellen. Die verschiedenen Gemüsearten putzen, schälen, waschen, in Streifen oder Scheiben schneiden.

4 Den Reis nach Packungsanweisung bei schwacher Hitze bissfest garen.

Naturreis braucht länger

5 1 EL Diät-Pflanzenöl in einer Pfanne erhitzen und das Fleisch ohne Marinade darin braten. Anschließend herausnehmen und beiseite stellen.

6 Die Pfanne kurz mit Küchenkrepp auswischen. Das restliche Öl und den Honig darin karamellisieren. Den Blumenkohl dazugeben und etwa 5 Minuten unter Rühren garen. Möhren, Lauch, Sellerie hinzugeben und weitere 5 Minuten garen. Zum Schluss Paprikaschote, Sprossen, Fleisch und Marinade zum Gemüse geben. Etwas Wasser dazugießen und mit Cayennepfeffer und Salz abschmecken.

Pro Portion: 15 g Fett, 12 g Ballaststoffe

Zum Abendessen

Salat Asia mit gebratenen Filetscheiben

Zuckerschoten – je kleiner, desto feiner

60 g Basmatireis • 40 g Zuckerschoten • Salz • 150 g Schweinefilet • 1 Mu-Err-Pilz • 2 EL Diät-Pflanzenöl • frisch gemahlener schwarzer Pfeffer • 1 Scheibe Ananas aus der Dose • 40 g Mais aus der Dose • 40 g frische Bambussprossen (Asienladen) • 1/4 Knoblauchzehe • 1 EL Sherryessig • 1 TL Sojasauce • 1 Prise Ingwer • gemischte, frisch gehackte Kräuter

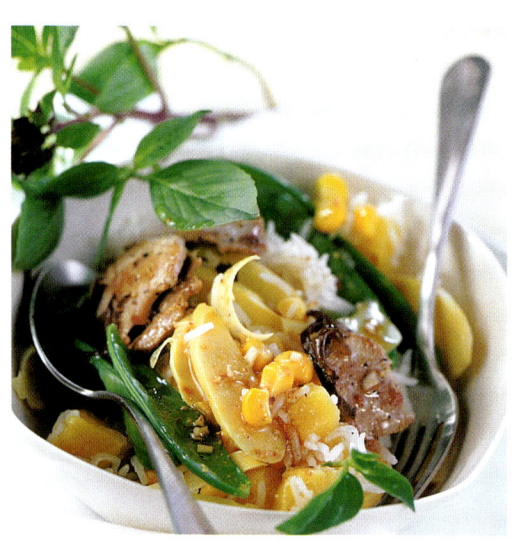

1 Den Reis nach Packungsanweisung bei schwacher Hitze bissfest garen, danach abkühlen lassen. Zuckerschoten etwa 10 Minuten in Salzwasser garen und ebenfalls abkühlen lassen.

2 Das Filet kalt abspülen, trockentupfen und in Scheiben schneiden. Den Mu-Err-Pilz in Wasser einweichen und in Streifen schneiden.

3 Das Fleisch in 1 EL Diät-Pflanzenöl auf beiden Seiten 3 bis 5 Minuten braten. Mit Salz und Pfeffer würzen. Pilzstreifen dazugeben und kurz mit erwärmen.

4 Die Ananasscheibe und den Mais abtropfen lassen. Die Ananasscheibe würfeln und mit dem

Salat Asia – ein exotisches Gericht.

Mais, den Bambussprossen, Zuckerschoten, Pilzstreifen und Filetscheiben unter den fertig gegarten Reis mengen.

5 Den Knoblauch schälen und durch die Knoblauchpresse drücken. Das restliche Öl mit dem Knoblauch, Essig und der Sojasauce verrühren. Mit Ingwer, Salz und Pfeffer abschmecken. Die Marinade über den Salat geben und kurz ziehen lassen. Nach Belieben mit Kräutern garnieren.

Pro Portion: 18 g Fett, 10 g Ballaststoffe

Sättigen schnell

Gratinierte Gemüsekartoffeln

1 große Kartoffel • 25 g Möhren • 25 g Lauch • 25 g Mais aus der Dose • Jodsalz • etwas glatte Petersilie • 60 g Schmelzkäse • frisch gemahlener weißer Pfeffer • 60 g Hähnchenbrustfilet • Paprika, edelsüß • 1 EL Diät-Pflanzenöl

1 Die Kartoffel mit der Schale etwa 30 Minuten gar kochen. Danach etwas auskühlen lassen. Die Kartoffel der Länge nach vorsichtig aushöhlen, sodass man sie füllen kann. Dazu vorher die Kappe abschneiden. Das Innere der Kartoffel in feine Stücke zerkleinern.

2 Die Möhren schälen, den Lauch putzen und waschen. Das Gemüse in Streifen schneiden und in 200 ml kochendem Salzwasser etwa 3 Minuten garen. Währenddessen den Mais abtropfen lassen und die glatte Petersilie fein hacken.

3 Das fertig gegarte Gemüse mit der Schaumkelle herausnehmen und das Gemüsewasser beiseite stellen. Das Gemüse mit den Kartoffelstücken, dem Mais und der Petersilie mischen. 20 g Schmelzkäse im Gemüsewasser auflösen und pfeffern.

4 Das Hähnchenfleisch in dünne Streifen schneiden und mit Paprika würzen. Das Diät-Pflanzenöl erhitzen und die Filetstreifen darin etwa 5 Minuten braten. Anschließend mit der Gemüsemischung vermengen.

5 Die ausgehöhlte Kartoffel mit der Gemüse-Fleisch-Mischung füllen und die Käsesauce darübergeben. Restlichen Schmelzkäse in kleine Stücke schneiden und über die gefüllten Kartoffeln streuen. Im vorgeheizten Backofen bei 225 Grad (Gas Stufe 4, Umluft 200 Grad) etwa 10 Minuten gratinieren.

Raffinierte Idee

Pro Portion: 11 g Fett, 10 g Ballaststoffe

Fettarme Rezepte

Zum Frühstück

Haferflockenjoghurt

Es geht auch
ohne Wurst
und Butter

3 gehäufte EL Vollkornhaferflocken • fettarmer Joghurt (150 g) • 1–2 TL Zucker • 2 Äpfel

1 Die Haferflocken in den Joghurt rühren und mit Zucker abschmecken.

2 Die Äpfel waschen, vom Kerngehäuse befreien und mit der Schale unter den Joghurt reiben.

Pro Portion: 2 g Fett, 6 g Ballaststoffe

Möhrenflocken

3 mittelgroße Möhren • 3 EL Vollkornhaferflocken • 3 EL fettarme Dosenmilch • etwas Zitronensaft • 1–2 TL Zucker

1 Die Möhren schälen und nach Belieben fein oder grob raspeln.

2 Die Möhren mit den Haferflocken und der Dosenmilch vermengen. Mit Zitronensaft und Zucker abschmecken.

Pro Portion: 1 g Fett, 8 g Ballaststoffe

Zum Mittagessen

Rehrückenfilet mit Preiselbeersauce

100 g Rehrückenfilet • Salz • schwarzer Pfeffer • 1/4 TL getrockneter Thymian • 1 EL Diät-Pflanzenöl • 1 EL Wildpreiselbeeren • 20 ml dunkler Bratenfond (instant) • 1/2 TL Meerrettich • 1 TL Worcestersauce • 1 TL Orangennektar • 1 TL Portwein • 1 Prise Zucker • 1/2 TL Speisestärke

1 Rehfilet salzen, pfeffern und mit Thymian einreiben. Im heißen Diät-Pflanzenöl auf beiden Seiten anbraten. Im vorgeheizten Ofen bei 200 Grad (Gas Stufe 3, Umluft 180 Grad) weitere 5 Minuten fertig garen, dann warm stellen.

2 Bratenfond nach Packungsanweisung zubereiten, die Preiselbeeren dazugeben und aufkochen lassen. Meerrettich, Worcestersauce und Orangennektar dazugeben. Mit Portwein, Zucker, Salz und Pfeffer pikant abschmecken. Speisestärke mit 3 TL Wasser glatt rühren, in die Sauce geben und nochmals kurz aufkochen lassen.

3 Saucenspiegel auf einen Teller geben und Filet darauf anrichten.

Dazu passen
Nudeln

Pro Portion: 5 g Fett, 4 g Ballaststoffe

Exklusives
Gericht –
auch für
Gäste.

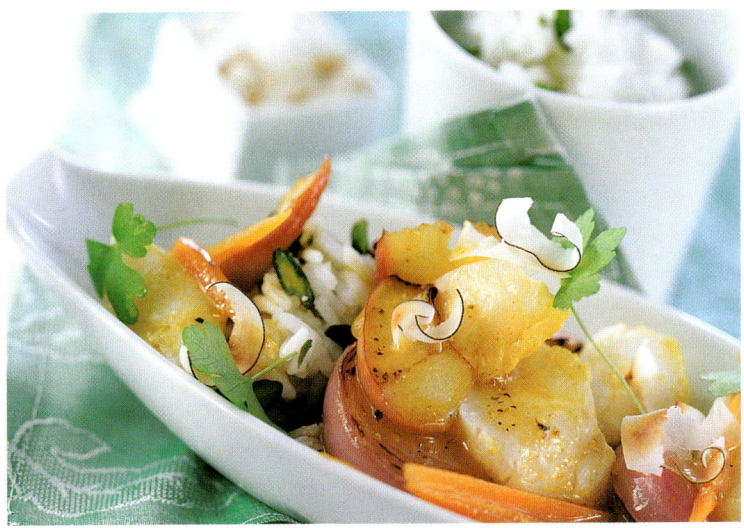

Fischcurry

*60 g Parboiled Reis • 1/2 rote
Zwiebel • 1 mittelgroße Möhre •
1/4 säuerlicher Apfel (Boskop) •
200 g Kabeljaufilet • Saft von
1 Zitrone • 1 TL Butter • 1 TL
Diät-Pflanzenöl • Jodsalz • frisch
gemahlener schwarzer Pfeffer •
1 Prise Curry • 1 Prise Zucker •
1 Schuss Apfelsaft • 1 TL Kokosraspel • 1/2 TL gehackte Pistazien •
1 Zweig frische Petersilie*

1 Den Reis nach Packungsanweisung bei schwacher Hitze
bissfest garen.

2 Die Zwiebeln schälen und ach-
teln. Die Möhre schälen und in
Stifte schneiden. Den Apfel waschen, halbieren, vom Kern-

gehäuse befreien und in Spalten
schneiden.

3 Den Fisch kalt abwaschen, trockentupfen, mit Zitronensaft beträufeln und in Würfel schneiden.

4 Butter und Pflanzenöl in einer
Pfanne erhitzen. Die Zwiebeln
und Möhren darin etwa 5 Minuten dünsten. Die Apfelspalten
und Fischwürfel dazugeben. Mit
Salz, Pfeffer, Curry und Zucker
würzen. Den Apfelsaft dazugießen und das Fischcurry zugedeckt bei schwacher Hitze 8 bis
10 Minuten ziehen lassen.

5 Die Kokosraspel in einer
Pfanne ohne Fett rösten. Die Pis-
tazien unter den Reis mischen.
Fischcurry mit Kokosraspeln be-

**Kokos-
raspel –
ein purer
Genuss**

streuen und mit Petersilien-
blättchen garnieren. Mit dem
Reis anrichten.

*Pro Portion: 6 g Fett, 6 g Ballast-
stoffe*

Zum Abendessen

Quarkkeulchen

*125 g gekochte Kartoffeln vom Vor-
tag • 4 EL Mehl • 1/4 TL Backpulver
• 1/4 Vanilleschote • 80 g Mager-
quark • 1 Ei • 1 Prise Salz • 1 Prise Muskat • 1 TL Zitronensaft •
1/2 TL Fruchtzucker • 2 EL Rosinen • Diät-Pflanzenöl zum Aus-
backen • 60 g Apfelmus*

Eine
süße Ab-
wechslung

1 Die Kartoffeln schälen und
durch die Kartoffelpresse drücken. Mehl und Backpulver vermischen. Das Mark aus der Vanilleschote herauskratzen. Alle
Zutaten mit Quark, Ei, Salz, Muskat, Zitronen-
saft, Frucht-
zucker und
Rosinen zu
einem glatten Teig verarbeiten.

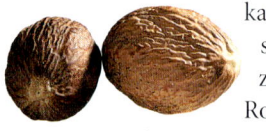

2 Eine beschichtete Pfanne mit
Pflanzenöl bestreichen und erhit-
zen. Mit einem Esslöffel von der
Teigmasse Keulchen abstechen, in
die Pfanne geben und mit dem
Pfannenwender flach drücken.
Die Keulchen auf beiden Seiten

etwa 8 Minuten goldbraun backen. Mit Apfelmus servieren.

*Pro Portion: 6 g Fett, 8 g Ballast-
stoffe*

Dampfnudeln

*1/4 frischer Hefewürfel • 90 ml
fettarme Milch • 100 g Mehl •
1 Ei • 1 TL Zucker • etwas abge-
riebene, unbehandelte Zitronenschale • 1 Prise Salz • 1/2 TL Butter • Butter zum Einfetten*

1 Die Hefe in 60 ml lauwarmer
Milch auflösen und mit etwas
Mehl zu einem Vorteig verrühren.
Etwa 20 Minuten ruhen lassen.

2 Den Vorteig mit Ei, Zucker,
Zitronenschale, Salz, Butter und
dem restlichen Mehl zu einem
glatten Teig verarbeiten. An einem warmen Ort etwa 20 Minuten gehen lassen, danach nochmals durchkneten. Mit einem
Löffel zwei eiergroße Stücke abstechen und diese weitere 20 Minuten ruhen lassen.

3 Restliche Milch in einem ein-
gefetteten Topf zum Kochen
bringen. Dampfnudeln hinein-
setzen und zugedeckt bei schwacher Hitze etwa 20 Minuten
ziehen lassen. Danach servieren.

Dazu
schmeckt
Vanille-
sauce

Pro Stück: 3 g Fett, 4 g Ballaststoffe

Zum Nachschlagen

Bücher, die weiterhelfen

Federspiel, C., Lackinger Karger, I.: *Kursbuch Seele*. Kiepenheuer & Witsch, Köln 1996.

Hopkins, C.: *92 Wege zur Entspannung. Praktische Übungen für den Alltag*. Droemer Knaur, München 2000.

Jarisch, Dr. R.: *Histamin-Intoleranz*. Thieme Verlag, Stuttgart 1999.

Koch, Dr. L.: *Fit und aktiv durch gesunde Verdauung*. Midena Verlag, Augsburg 1998.

Kruis, W., Rebstock, M.: *Kurzleitfaden Reizdarmsyndrom*. Thieme Verlag, Stuttgart 2001.

Layer, Prof. Dr. P.: *Das Reizdarmsyndrom – Pathogenese, Diagnostik und Therapie*. UNI-MED Verlag, Bremen 2000.

Maier, Dr. K. F.: *Kursbuch Verdauung*. Kneipp-Verlag, Loeben 1998.

Schleip, T.: *Laktose-Intoleranz. Wenn Milchzucker krank macht*. Ehrenwirth Verlag, Bergisch Gladbach 2001.

Bücher aus dem Gräfe und Unzer Verlag

Elmadfa, Prof. Dr. I., Aign, W., Muskat, Prof. Dr. E., Fritzsche, D.: *Die große GU Nährwert-Kalorien-Tabelle.*

Herzog, D.: *Die Kraft der Emotionen. Mit Glücksgefühlen Stress, Ängste und Depressionen abbauen.*

Johnen, W.: *Muskelentspannung nach Jacobson.*

Klevers Kompass: *Kalorien und Fette.*

Lockstein, C., Faust, S.: *Relax. Der schnelle Weg zu neuer Energie.*

Pfeiffer, Dr. A.: *Magen und Darm natürlich behandeln.*

Trökes, A.: *Das große Yoga Buch.*

Adressen, die weiterhelfen

Berufsverband Deutscher Psychologen (BDP)
Heilsbacherstraße 22–24
D-53123 Bonn

Deutsche Gesundheitshilfe (DGH) e.V. Magen und Darm
Postfach 94 03 03
D-60461 Frankfurt

Deutsche Reizdarm-selbsthilfe e.V.
Mörickeweg 2
D-31303 Burgdorf
www.reizdarmselbsthilfe.de

Gastro-Liga e.V.
Deutsche Gesellschaft zur Bekämpfung der Erkrankungen von Magen, Darm und Leber
Liebigstraße 13
D-35390 Gießen

Gesundheitsportal im Internet zu den Themen Reizdarmsyndrom und Laktose-Intoleranz, vom Autor dieses Ratgebers
www.laktofit.de

Selbsthilfegruppe hereditäre und intestinale Fructose-Intoleranz
Kirchstraße 2, OT Schauerheim
D-91413 Neustadt/Aisch

Sachregister

Rezeptregister

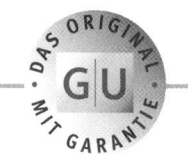

Das Original mit Garantie

IHRE MEINUNG IST UNS WICHTIG. Deshalb möchten wir Ihre Kritik, gerne aber auch Ihr Lob erfahren, um als führender Ratgeberverlag für Sie noch besser zu werden. Darum: Schreiben Sie uns! Wir freuen uns auf Ihre Post und wünschen Ihnen viel Spaß mit Ihrem GU-Ratgeber.

UNSERE GARANTIE: Sollte ein GU-Ratgeber einmal einen Fehler enthalten, schicken Sie uns bitte das Buch mit einem kleinen Hinweis und der Quittung innerhalb von sechs Monaten nach dem Kauf zurück. Wir tauschen Ihnen den GU-Ratgeber gegen einen anderen zum gleichen oder ähnlichen Thema um.

Ihr Gräfe und Unzer Verlag
Redaktion Gesundheit
Postfach 86 03 25
81630 München
Fax: 089/41981-113
e-mail: leserservice@
graefe-und-unzer.de

Dank

Die Autoren bedanken sich bei den Firmen becel, Natreen, Birkel, 3 Glocken und Müller`s Mühle für die freundliche Unterstützung bei der Entwicklung der Rezepte.

Impressum

© 2001 Gräfe und Unzer Verlag GmbH, München

Alle Rechte vorbehalten. Nachdruck, auch auszugsweise, sowie Verbreitung durch Bild, Film, Funk, Fernsehen und Internet, durch fotomechanische Wiedergabe, Tonträger und Datenverarbeitungssysteme jeder Art nur mit ausdrücklicher schriftlicher Genehmigung des Verlages.

Redaktionsleitung
Doris Birk
Redaktion
Barbara Fellenberg
Lektorat und Satz
Nadia Zakaryan
Bildredaktion
Christine Majcen-Kohl

Illustrationen
Medical Art Service, München
Foodfotografie
Studio L`EVEQUE, München
Weitere Fotos
Bavaria Bildagentur Seite 4, 19, 32, 37, 70 (VCL), 44 (Szczepaniak)
GU-Archiv Seite 15 (C. Schneider), 24, 31, 38, 40, 46, 48, 84, 92 (Studio Schmitz), 42, 53 (M. Jahreiß), 60 (B. Bonisolli), 68 (I. Hatz)
Image Bank Seite 23 (L. Wallach), 54 (R. Lockyer), 73 (D. de Lossy)
Jump Seite 65, 72 (K. Vey)
Mauritius Seite 6 (Stock Shop), 64 (H. Walter)
Pictor Seite 17
Picture Press Seite 27 (F. P. Wartenberg)
Hans Reinhard Seite 59, 61, 62
Report Bilderdienst Titelfoto
Stock Food Seite 25, 49 (S. Eising)
Techniker Krankenkasse Seite 30
The Stock Market Seite 11, 12 (D. Lawrence), 18 (B. Miles), 26 (J. Foster), 67 (M. Keller), 71 (P. Barton)
Zefa Seite 20 (J. Dennis), 29 (Rosenfeld)

Wichtiger Hinweis

Umschlaggestaltung
independent Medien-Design
Innenlayout
Heinz Kraxenberger
Herstellung
Renate Hutt
Lithos
Repro Schmidt, Dornbirn
Druck und Bindung
Auer, Donauwörth

ISBN: 3-7742-3226-1

Auflage	4.	3.	2.	1.
Jahr	04	03	02	01

Umwelthinweis
Dieses Buch wurde auf chlorfrei gebleichtem Papier gedruckt. Um Rohstoffe zu sparen, haben wir auf Folienverpackung verzichtet.